荒野のジャーナリスト稲田芳弘

～愛と共有の**「ガン呪縛を解く」**

稲田陽子

プロローグ

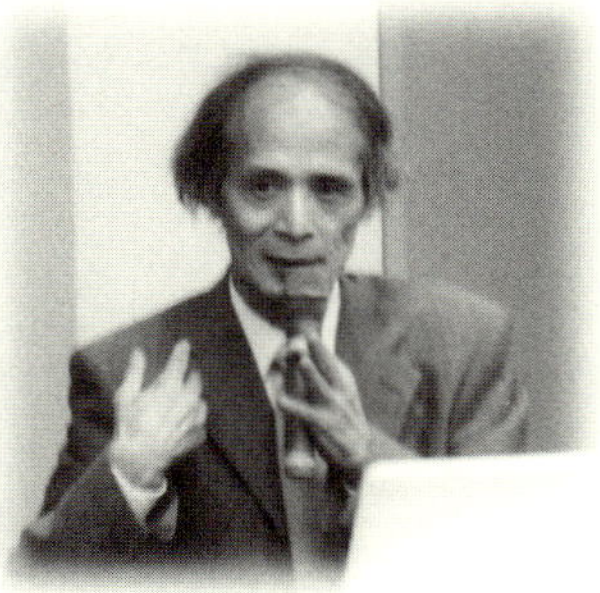

運命の扉は、知らずに開かれてゆく

星々の巡る天空に私たちのふるさとがあるとしたら…
そんな風に思うのは、本当はとても自然なことなのかもしれない。
その理由を、残念なことに、この世界で自由を限定された
私たちには、明確に応えることなどできない。
それでも、多くの宗教的あるいは哲学的な叡智ある先駆者たちや、
市井のスピリチュアルな人々のインスピレーションで、
そして、私たちの中の集合無意識からのメッセージとともに
天空のふるさとへの憧憬は絶えることはない。

あれは、私が三才くらいの小さな子どもだったころだ。
両親に連れられて、プラネタリウムもどきに行ったことがある。

プロローグ

それは、札幌では大きな公園の中の遊園施設のようなものだった。
母に手を引かれて照明の暗い階段を昇ると、人工の
宇宙が現れ、そこに太陽系が再現されていた。

惑星たちがそれらしく配置されており、
暗い宇宙を模した天上の方からワイヤーで吊るされているだけだった。
惑星たちは、ぼーっと浮かび上がり、不器用にも動かない。
その作り物の光景を
私は、半ば大人のような感性で凝視していた。
それは、ある種成熟したノスタルジーに近い。

理由のない懐かしさ。
わくわくとした神秘感とつきない好奇心…
いつまでも見ていたいとてつもない懐かしさだ。

壮大な安らぎに満ちたものが小さな子どもに過ぎない
私の心を埋め尽くしていた。

暗闇には、太陽を中心に、金星や水星、火星、地球…
そういうものが並んでいただけだったのだろう。
しかし、私は、そこにいつまでも立ち尽くし、
いつまでも眺めていたい気持だった。
あまりにも鮮明な記憶はいまも忘れることがない。

その気持がどこから来たものか、もちろん私にも
分からない。ただ、「かつて見たことのある光景」を
懐かしむような心情であったのかもしれない。

もしや、自分が旅したことのある天界は、

プロローグ

こちらの世界にやって来ても、意識することのない深みに、
いつも存在しているからだろうか。

芳弘も、いまは銀河に続くこの星々の次元を自由に
行き来しているのだろうか。
かつてのように、自由な魂の旅人として。

スピリチュアルな座標軸に思いの翼を広げ、
私は、飛翔する。

おそらく、生まれ来るときを、芳弘は、知っており、
また、回帰するそのときをも、受容していたことだろう。
そうして、何のためにこの星に生まれてきたのかも、
十分に知り得ていたことだろう。

魂の宿題…それを彼もまた、
果たしにやってきたのにちがいなかった。

ワーズワースの詩に
「幼少時の回想から受ける霊魂不滅の啓示」という
傑出したスピリチュアルな作品がある。
ここには、ワーズワースの天界での
記憶が謳われているのだと言われている。

それは、新プラトン主義を思わせ、一種のイデイア的
世界観を彷彿とさせる。
幼年時代を回想するワーズワースが、
スコットランドの大自然の中で天上の喜びを思い出すまま、
実存的な生命感で再現し、

その自然のもたらす大いなる恩寵を表情豊かに謳いあげている。

「草原の輝き　花の栄光
再びそれは還（かえ）らずとも
なげくなかれ
その奥に秘められたる力を見い出すべし」（高瀬鎮夫訳）

天の喜びは、この地上にはかすかな弦のつま弾きのように響き渡っている。日常の中でかすみ、疲れ果て、絶望し、病に臥して、死を想うときにも、その闇の中に響いているのは、気づかれないたくさんの星々の歌声、そのかすかな安息の吐息、そして明日への再生の祈りなのであろう。

大自然の悠久の豊かさに、詩人は、大きな感謝と祈りを捧げている。大自然の奥に、詩人は、ある大いなる力、ある大いなる生命力を見い出しているのだ。

人は、
すべての魂は、そのふるさとを持っている。

それは、新たなる次元への飛翔、
自由なる魂の革命的な目覚めを秘めている。

そこに咲く花々は、もはや枯れることはない。

この三次元に回帰しては、ただ忘却のかなたで
その花の栄光に憧れるのだ。

プロローグ

第二章　その夜、何が起きたのか…
忘れ得ぬ日

第三章　「霊性」肯定の時代へ

遅れた医学に量子論的改革

はじめに

半年ほど前のことである。冬が居座る3月のある朝、残雪の坂道を1羽の小鳥が小さな羽を一杯に広げて、虚空に飛び上がった。それは、一瞬の春の喜びを私の胸に去来させた。自然界を思い煩うことなく自由に舞う鳥の姿に、私の中で夫の意識が瞬時に重なった。

その意識の意味するものは、私には瞬間的に理解できるのだ。結婚して2年か3年が経ったころだろうか。私は、フランチェスコを主人公にした「ブラザーサン・シスタームーン」というビデオを借りてきたことがあった。その中で、フランチェスコのそばを鳥が飛び立っていく美しいワンシーンがいまでも胸に焼き付いている。それは、夫が若いときからフランチェスコの生き様に共感し、その映画のシーンを実に味わい深く私に解説していたからである。

それは、後年夫がガン患者となり、ガン情報センターである「じあいネット」を立ち上げたときの原風景の一つになっていたような気さえする。

命のことで何の思い煩うこともなく、大宇宙の愛に養われる鳥のように私たちも、「じあい」

の中に育まれ、恵みを受け、生かされている。だから、何を着て、何を食べようかと、思い悩むこともない。フランチェスコは、それまでの財産も身分も何もかもを捨てて、執着を断ち、神の愛にすべてをゆだねた。その自由と喜びの象徴が、その無垢な鳥の飛び立つ姿と言える。

新約聖書のルカの福音書には、次のように記されている。

「それから、イエスは弟子たちに言われた。『だから、言っておく。命のことで何を食べようか、体のことで何を着ようかと思い悩むな。命は食べ物よりも大切であり、体は衣服よりも大切だ。鳥のことを考えてみなさい。種も蒔かず、刈り入れもせず、納屋も倉も持たない。だが、神は鳥を養ってくださる。あなたがたは、鳥よりもどれほど価値があることか。』」

厳冬から一気に春を感じさせた小鳥の羽ばたきに、私は、芳弘の目指したもの、そうありたかったものを時空を超えた閃きのように感じた。それは、芳弘の魂が求める最も根源的なものなのかもしれない。そしてまた、問いかけであり、生き様の深みにいつも漂い続けていたものであったのではないだろうか。

夫がガンを宣告されたのは、２００５年の春、５月だった。そのときから、彼は生き方に変更を余儀なくされ、いろいろな意味で覚悟のあるものとなった。おそらく、この時点から、彼の「魂の宿題」の総決算が始まったのではないだろうか。

夫は、「ガン宣告」にもかかわらず、ガンの三大療法を拒否して絶対に完治させるとした強い決意があった。そのゆるぎない信頼感を伴いながら、夫は、これで千島学説について堂々と書くことができると、宣告をされた病院の待ち合いでガッツポーズまで作り、隣の私を大いに慌てさせた。ガン患者当人の夫が書くということは、単にジャーナリストとして千島学説について書く以上の説得力を持つわけで、自身が現代医療へのシグナルを出すのにもってこいの人材になったのだという、一種独特の「勝ちどき」のサインを出したのであった。

このおどけながらも、まさに大マジメであったこのサインに、私が不意打ちを喰らい、切なくも大受けするのをまるで楽しんでいるかのように、夫は、周囲の人の視線も気にせずに、悪気もなくそのお得意のサインを出し続けた。それは、一瞬、夫が脳にまでガンが広がっているのではないかと、深刻な疑いを抱かせるのに十分なインパクトを私に感じさせた。

しかし、夫の中にある千島学説への信頼も、さらには自分自身への信頼も確かなものがあるせいか、夫は、内心ガンへの恐れよりもエベレスト登頂のようなある種の生き甲斐を見出し、それをジャーナリストとしての使命感のようなものに咄嗟に転換しつつ享受したのではないかと、私には思われてくる。

このころは、Y2K問題の走りのように夫が執筆した『Y2K最新最終事情』（三五館刊）

『Y2Kサバイバルシフト』(同)出版から5年が経過していた。また、その間の私たちのHP「Creative Space」には、真実が報道されない「イラク人質事件」についての空気呪縛による一方的な「誹謗中傷」という攻撃がある種「社会現象」となるほど執拗に続けられることもあった。この「現象」に巻き込まれた後、夫は、それまで頻繁にアップしていたHP「Creative Space」にもあまり書く気がせずに、ついには、長い沈黙を守ることになった。

詳細は、後述するが、この事件は、私たちの眠れぬ夜の記憶として私にはどうしても芳弘の生き様と切り離して考えることはできない。その意味で、ガン宣告をされたときの夫の決意は、そうした「沈黙」を超えた一つの新しいジャンルへの挑戦ともなるものだというのは、私には痛いほど理解できる。

「イラク人質問題」では、どちらかというと、張りつめていた緊張が解かれた後は、レジスタンス的な気持だけでなく、弟の死によっても倍加されたある種虚しさも感じていたのかもしれない。あまりにひどい書き込みが「Creative Space」の掲示板にあったときにも、「どうして反論しないの?」と問う私に、夫は、こう応えるのだった。「反論しようとするのは、すでにその思いはアカシックレコードのレベルで起きているからだよ。戦争がすでに起きているということなんだよ。だから、その手に乗ってはだめなんだ」と。

この意識は、最後まで貫かれたと思う。「反論するな」というのは、最晩年には、「じあい」という言葉に置き換えられようとしていた。『ガン呪縛を解く』のエピローグに私が書いたように、最後の日々に大腿骨の骨折に見舞われたときにも、夫は、ついにある俗世の医師に正統な「反論」をしなかった。「イラク人質事件」に巻き込まれた時と同じように…そうだ、あの時と同じようではないのか。

「起きること、すべてに意味がある」

これは、ことある度に夫が言っていた言葉である。夫は、もしもガンならば、それにも意味があるはずだと思ったのは、自明の理である。だから、夫がガン宣告をされたとき、抗ガン剤、放射線治療、手術というガンの三大治療を受けないのはもちろん、これを機に「千島学説」の実証体験をしようとしたのは言うまでもなかった。つまり、自らの治癒によって現代医療の本質的な誤りを浮き彫りにし、医学の基礎理論が違っているのだとした千島学説を広く世に問おうと試みたわけである。ひいては、膨大な知識を駆使し、論証し、千島学説に留まらず、生命と医療の本質に迫ろうとしたのだった。それがジャーナリストとしての画期的な挑戦となるのは、私もよく理解できた。

そのせいもあってか、夫は、ガン宣告をされても、動じるどころか、むしろわくわくとしているようであり、それは、外から見ると、実に奇妙な光景として映ったのではないだろうか。深刻に抗ガン剤の日程を急ぐように指示する医師には、それなりに応じていたものの、内心は、革命的でクリエイティブなトリックスターに取り憑かれたかのようだった。

それ以後、その病院に足を踏み入れることはなかった。ただ、手術に関しては、私に迷いがあったのは事実だった。便宜的な処置であっても元を断って、「千島学説的治癒法」を実践する方法もある。私の母も、亡くなった父のガンで大変な看病体験をしており、抗ガン剤や放射線を受けないのは賛成しても、手術だけでもした方がいいと私たちに勧めた。その母方も父方も身内に医師になった人が多く、いろいろな見聞があったので、母は、そう忠告してきたのだ。それを私は、夫に伝えて、勧めてみたものの、夫は頑として受け入れない。千島学説の原理を知り、全身病であるガンの本質を知れば恐れることはないと言い、その決心には非常に強固なものを感じさせた。

もっとも、そんな風に言うのも、分からないでもなかった。というのも、夫にとって、ガンになったことには、本人が自負しているように特別な意味があったのかもしれないからである。それは、ことによると、彼の「魂の宿題」に関係のあることなのかもしれなかった。

彼は、内面の革命をひそかに進行させせながら、潜在的に自らのトリックスターの役割を受容し、その方角に着実に針路を向けていた。それは、鳥たちが現世で何を着て何を食べるかなどと思い煩うことなく、何の憂いもなく、大いなるものに自らをゆだね、命の方角に素直に羽ばたき飛び立つ様にも似ていた。

起きることすべてに意味がある…。その運命を「アガペーの愛」とともにはるかに超え、「自由なる魂」を獲得することに彼の使命と「魂の宿題」がおそらくあったのだろう。失敗しても成功しても、それは問題ではない。誉められても、けなされても、そこに意味はない。ただ「起きること」に意味を見出し、そこに「生きること」にこそ魂の実存的な目的があったのではなかったか。

2011年1月11日、夫、芳弘は、天上のふるさとに回帰した。その最後の瞬間まで自らのすべての運命を受容し、潜在的には高空で羽ばたく鳥のように自由な精神性に支えられた人生を生きようとした魂だった。その魂が、今世では、誰にもおもねることのない在野のジャーナリストという出立ちで世界の真相、生命の真相に深く根源的に迫った。最後まで、「自らの生命」という荒野に立ち、人々にガンや医療、時代や社会に対する誤った呪縛からの解放を訴え続けようとした。

その彼を夫とした私に、彼は、その最期の生き様に到るまで、生命を呈して何を伝えたかったのだろう。

いったい何があったというのか。その生き様が「反論」しなかった「現実」を引っ張り出し、事実をありのままに考察しながら、医療や介護の現実、代替医療や統合医療のあり方、千島学説、夫の生き方などを通し彼の哲科学の本質とその霊性を見詰めてみたいと思っている。それが、一周忌を迎えた夫への私からのかけがえのない贈りものになることを願ってやまない。

最後に、夫をガン患者の「希望の星」のように思ってくださった方々、千島学説的治癒を目指しながらも、「定命」を全うした夫の回帰にどうしても納得しがたかった方々、夫の突然の回帰を悼み、惜しんでくださった方々、夫を応援してくださった数えきれないほどの方々、お世話になった多くの方々、志を同じくした同胞、朋友、友人の方々、そのお一人おひとりにこの本を捧げたい。本当は、お名前をご紹介すべきところ、紙面の関係上、勝手ながら割愛させていただくことをご容赦していただければと思う。そして、ますますガン増加の一途をたどるこの時代に生きる人々にもぜひともこの本をご一読いただければ、幸いである。

２０１２年10月　秋晴れの日に

稲田陽子

第一章　魂の宿題とは…
あえて荒野に生く

荒野のジャーナリスト

その1　なぜ「診療拒否」なのか

ガンの告知以来、夫は、ガンの三大医療と言われている放射線、抗ガン剤、手術を拒否し、いわゆる「現代医療の模範的な（マニュアル的な）患者」への道を選ばず、ガンとの共存と治癒を目指し続けていた。そのため、病院という現代医療機関が認定する主治医が最後まで存在しないという特異な状況を知らぬ間に作り出されていたようだった。

それは、救急車に乗って初めてわかったことだった。夫の容態がおかしいと察知したその日の朝、私は、夫の了解を得る前に、即座に決断して、市の救急車を呼んだ。しかし、救急隊員の努力にもかかわらず、どの病院も「主治医がいないガン患者」は、引き受けないと判で押したように診療拒否をした上、結局、重篤な患者を３時間も救急車に放置した。

その間、虫の息しかできないような夫の脈拍は途方もなく高いが、夫の意識は、はっきりしており、家に帰ると言う。私たちは、自然に手を握り合っていた。夫は、大丈夫だから、というように、時折、その手に力を込める。救急車は、病院が決まらないまま札幌市内をぐるぐると走り続けていた。

それでも「直ちに命の危険はない」と言わんばかりに、どの病院も相談にすら乗ろうとしない。つまり、どんなに緊急でも、代替医療のガン患者は、診たくないということでしかない。さらには、この救急車で苦痛に耐えている患者は、人間ではないということにほかならない。病院は、命を助けるところだというのは、人々が抱いている幻想に過ぎないのだと悟るのには、この救急車の体験でも十分だろう。

第一に、病院が押し進めている問題の多い抗ガン剤治療や放射線治療を拒否する権利が患者にはないらしい。というのも、この治療は、病院のガン患者には必ず付いて回るもので、断れない体制になっている。もしも、患者の自由意志で断ろうものなら、医者は、診療どころか、検査そのものも拒否する。いったいこの非人道的な仕組みは、だれが作ったものなのか。

ガンになれば、必ず三大医療の対象者にならなければならないという法律でもあるのだろうか。それを拒否したら、患者の「犯罪」なのだろうか。

では、医者が半ば強制的に進めた三大治療で、仕方なく医者の言う通り治療を受けたガン患者がすぐに亡くなった場合などは、医者に責任がないと果たして言えるのだろうか。患者には、生存率はこの程度、副作用は一般にこれこれしかじかという説明をしただけで、マニュアルどおりのガン治療を行い、それで患者が助からなかったという場合、その医者や病院に責任がないのだろうか。それで済む問題なのだろうか。

その患者は、生存率を聞いて、「ひょっとしたら、助かるかもしれない」と思い、一か八か医者の進めるままに抗ガン剤と放射線治療を受けたのかもしれない。ところが、意に反して、予想以上の副作用と免疫力の低下に見舞われ、本人と家族の願いも虚しく亡くなってしまったとしよう。本人は、あの世から、医者にこう詰問することだろう。

「こうなる可能性のある抗ガン剤治療、放射線治療であることをどうして言わなかったのか。こんな結果になるのなら、私は、こんな意味のない苦しみを与える攻撃的な毒物療法など受けたくなかった。貴方はこうしたことを知りながら、私が抗ガン剤治療を拒否するのを強引に止めた。抗ガン剤や放射線治療を受けないなら、今後の診療も検査もできなくなると、私を脅し、強引に病院のガン治療をして、結果、あなたは失敗したのではないですか。あなたの医師としての責任はどうなるのですか。診療拒否という交換条件のもとに、私に選択肢を与えなかったあなたの医師としての責任、そして、それを容認する病院の責任はどこに行ったのですか」

抗ガン剤治療は、実は、発ガン物質による攻撃療法であるのは、すでに周知の人も多いのではないだろうか。ガン細胞だけでなく、正常細胞に損傷を与えるのは、医師の間でも、常識となっているはずだ。その重大な事実は、目の前にいる患者に説明することはない。そんな摩訶不思議な診療が、どこでも当たり前のように認められているのが、現代医療の怖さなのだ。しかも、その医師が体力のないと思われる患者に対し、良心に従い、抗ガン剤よりも別の代替医療を患者に進めることなどは、マニュアル化された病院医療では不可能に近い。これは、大きな矛盾を生み出し、抗ガン剤治療に賛同しがたい医師を良い意味でも悪い意味でも代替医療に向かわせてもいるようである。ただ、こうした場合もビジネスに走ってしまうような医師も中にはいるので、患者には、その区別や見極めが難しいのが、難点である。代替医療を求める患者に別の意味で悲劇をもたらす可能性もある。

とはいえ、例えば法的に確立されていないガンの代替医療が医師法違反や薬事法違反で告発されると、それを逆手に取って、現代医療が半ば強制的に進めている抗ガン剤や放射線治療にお墨付きを与えようとする試みがマスコミの中にあるのは、実にいただけない話である。

権力に守られている現代病院医療が正義だというのは、抗ガン剤や放射線医療に見られるように必ずしもそうではないからだ。むしろ、現代ガン医療にこそ、大きな落とし穴と反省点を見出さなければならないときが来ているように思われる。

まして、ガン患者が、そうした三大医療を拒否するのがまるで「違法」で「犯罪的」なら、緊急の患者を「主治医のいないガン患者」だからと、救急車に放置するという病院のシステムは、「犯罪」ではないと、誰が自信を持って断言できることだろう。

夫は、こうした時代の医療環境の中で本当に辛抱強く、頑張り過ぎた。それは、ひどく苦しかったに違いないときにも、私の介護負担を減らすために、疲れきった私を夜中に起こそうとしなかった夫の意識の底にある覚悟、自分自身の命を引き受ける並々ならぬ覚悟と相似している。ただ介護用ベットの背もたれの角度を何度も何度も変えて、毎夜毎夜ギーギーと歯ぎしりでもするように低い音を立てるのだった。

そんな夫には、私も、出来うる限りのことをしようと、夫の状態に従って、辛そうなときには、朝まで足裏のマッサージを続けることもあった。その私を気遣って、夫は、随分苦痛を我慢していたのにちがいない。

その2「起きることすべて意味がある」

考えてみると、夫は、おかしな医療システムのため検査にも行かず、数値を通してでも自分の状態をある意味で「客観的に」把握できなかったのは不幸なことだった。胸水が溜まったのも、己自身の中では知ってか知らずか、講演活動をライフワークのように飛び回ってしまった。

これが私には悔しく、また切なく、やり場のない思いが湧き上がってくる。

かなり病状が進行しても、苦痛を訴えず、わざと元気に振る舞い、自分の気を高めていたかのようでもあった。ある面識のない読者から、「千島学説も、稲田芳弘さんの主張も正しいのに、本人が治らなかったのは、最期ははしゃぎ過ぎたのではないのか」などという苦言を呈されたこともあるが、夫は、確かに体が衰弱すればするほど、気が逆に高まったようだった。この読者の独断的な断定には、抵抗を禁じ得ないものの、外側から、他人事としてみれば、そんな風にしか思えない人もいることだろう。とくに、ガン患者であった夫が書いた『ガン呪縛を解く』が人々の話題になり、まるでガン患者の「希望の星」のように勝手に思われていくのを横目に見て、千島学説を支持するあまりの人が、どんな人もガンが治るのが当たり前なのに、治らない稲田はその生き方が悪いと短絡的な論理を生みだしたのかもしれない。あるいは、夫の回帰が、そのまま千島学説の否定につながるのではないかとヘンに恐れたのかもしれない。その方の職業を考えると、どうもこちらの方に信憑性を感じてしまうものだ。

夫は、皮肉なことにそんな人々の思いまでも、背負わされてしまったのだろうか。そもそも、『ガン呪縛を解く』は、ガン患者であるジャーナリストの夫が書いた書物である。ただ、夫が「ガン患者」であるからこそ、千島学説がいっそうリアルなものになり、発言の真意もさらに明快なメッセージとして伝わると考えて、わざわざ自らのガンを公言したわけである。もちろん、治ると信じていたはずであった。というのも、ガンの末期にあれほどの活動意欲を見せたのは、ふしぎなほどだからである。おそらく彼は、治ると信じていたのであり、その気の力が彼という「ジャーナリストを支え続けたのは、明らかであった。これでは、まさに命がけで取材に乗り込む「戦場のジャーナリスト」と何ら変わりはない。その最中で、さまざまな立場の人々が窓越しに彼を眺めていたことだろう。その中には、夫の活動を見て、そうせざるを得なかったという人もいるのかもしれない。

ある読者の方で、特攻隊のイメージで夫のことを偲んでくださった方がいた。当初私には、それはあまりに受け入れがたかった。しかし、いま多少の時を経て、少し違った気持になっている。確かに夫には、そんなところがあるのだ。だからと言って、彼は、「軍国主義の犠牲者」ではなく、もっと広く人類への貢献を勝ち得ようとする「戦場のジャーナリスト」ならぬ「荒野のジャーナリスト」のように思われてくる。私は、いま彼の最期の生き様を想い、そこに重ね合わせてもそれほど矛盾が出ないことに驚くばかりだ。

その彼が、非常に強固な意志を持ってガンと共存し、人生の最期に命がけで人々に伝えたかったものとは…おそらく「起きることすべて意味がある」という一種の「運命（摂理的なもの）」

を受け入れ、生きたままでと、彼は、いまでも、淡々と話すのであろうか。

そうした夫が、千島学説が時代に潰されてきた学説でありながら、その正統性を支持をし、現代ガン医療の呪縛を解こうとした試みには少なからぬ意味があるにちがいない。千島喜久男氏は、千島学説が現代医学の基礎理論を否定するその革新性ゆえに、一時は華々しくノーベル賞受賞候補に上るほどにマスコミの脚光を浴びたが、それは、一時的なものとなった。その後、千島学説は、腸管造血説、生命の自然発生説、細胞分裂の否定など、生物学や医学理論の基礎とされる現代医科学を否定する邪道な学説として、現代医学界からは異端視され、そのホリスティックな医療論も顧みられることはなかった。

とはいえ、千島学説は、腸を健康に保ち、血液の浄化をする玄米菜食、断食療法などを通して、東洋医学系の人々や民間人に根強く伝えられており、いまでは、その幅の広いホリスティックな健康医療概念を持つ千島学説には、代替医療を推進する医師の支持者も多い。

そんな千島学説は、ある意味で知る人ぞ知るといった側面を持つことになり、そのなかでよく知られていたのは、森下敬一医師の千島学説的な実践医療であったろうか。夫は、著書『ガン呪縛を解く〜千島学説的パワー』の中で、次のように書いている。

「千島自身が観察したように、誰か権威ある研究者が先入観念を捨てて顕微鏡を覗いてくれるなら、千島学説に間違いがないことが明らかになるはずである。しかし悲しいかな、ほとんどの研究者たちは、『そんなバカなことなどありえない』と問題にもしてくれない。となれば、現代医学の定説である『骨髄造血説』の矛盾や問題点を突いていくしかない。ということから、あえて『骨髄移植の矛盾』を考えてみたわけである。

千島が『赤血球分化説』を発表したとき、多くの学者たちは感情的な反発を表した。そしてその後も無視、黙殺、排除、封印等々の憂き目に遭った千島学説ではあったが、なかには実際に『赤血球分化説』の検証をした学者もいた。

その一人が森下敬一医学博士で、森下博士は顕微鏡下に、千島が見たものと全く同じ現象を観察することができたのだった。」

こうした追試は、酒向猛氏（医博）も行なっており、千島学説をその実験によって立証している。これに関しては、酒向氏の著書『隠された造血の秘密』（Ｅｃｏ・クリエイティブ刊）を参照していただきたいが、夫は、千島学説復権の風を巻き起こした『ガン呪縛を解く〜千島学説的パワー』を執筆していたときに、酒向医師とコンタクトを取り、その立証の事実を確認している。これが機縁となり、夫は、酒向医師の書籍を私たちの出版社から刊行したのだった。

いったい、世の中に受け入れられていないこの学説を支持すると、どうなるのか。ネット社会では、「信奉者」と言われ、明らかに異端視される。すると、グーグルやヤフーも、最も保守的な現代医療信奉者らしく、千島学説を支持する夫が運営する人気Hp「CreativeSpace」にそうした異端の学説を肯定して書くと、翌日からグーグルの検索で編集されてしまうのである。『ガン呪縛を解く』は、そのHpでの連載だったため、一度も「CreativeSpace」が稲田芳弘の検索エンジンでは見当たらなくなった。それ以前は、トップランキングであったのが、白々しくも嘘のようであった。

どういうわけだか知らぬが、夫の名前は、何か反体制的な「危険人物」まがいのレッテルがグーグル、ヤフー系列のコンピュータに自動入力でもされているのだろうか。こう思うのも、後で詳述するが、「Creative Space」がイラクでの「日本人人質事件」の被害者、I君「救済」への言論活動をネット上で行なったときに、その当時「空気呪縛」となるほど吹き荒れていた微妙に政治的なネット版バッシングに巻き込まれてしまったがゆえである。それ以来、夫の名前と「Creative Space」がマークされてしまったとでもいうのだろうか。

その証拠に、夫が回帰した後は、稲田芳弘の検索エンジンのトップに「CreativeSpace」が戻ってきていた。実に不可思議な話ではないだろうか。

その「戦場」で非戦を貫く

「Ｃｒｅａｔｉｖｅ Ｓｐａｃｅ」がこれほど注目されてしまったのも、もとは、イラク人質事件のネットバッシングに巻き込まれたことが大きいと思われるが、それ以前も、夫が提供する話題を楽しみにしている人も多く、１日のアクセス数も１万近くあったようである。ところが、イラク人質事件後はそのアクセス数が1日１９９万をピークにほぼしばらくは１０数万台を記録した。そして次第に落ち着き、２万、３万、4万は普通の現象となり、時に１０万近くになることもあった。これは、「イラク人質事件」がこれほど大きな社会的な現象であったということを意味している。

それからしばらく、夫がブログの書き込みを休止していた間も、総じてだがアクセス数に大きな変化がなかった。もっとも、『ガン呪縛を解く』の連載が始まると、そのアクセス数を土台にしながらも、読者層には変化が感じられるようになっていたようではある。

イラク人質事件が起きてから、即座に首相官邸から「ネットウヨ」というジャンルの人々が棲む「某チャンネル」に流されたという奇妙奇天烈な「自作自演説」（２００4年４月当時の週刊新潮記事に詳しい）に日本中が感染した「空気呪縛」を私は、決して忘れることはない。

2004年の春のことである。米国寄りの時の政府は、この人質たちを英雄にすることを嫌い、事件を風化させたかったのだから、被害者になった3人が事件後堂々とマスコミで話すことはなかった。おおよそ、あれほど騒がれたのに、帰国したとたん、それに反比例でもするような「無視」扱いはない。というのも、悪口などは週刊誌をにぎわすのだが、彼らが正当な被害者として容認されていなかったらしいことは明らかで、マスコミの表舞台には出ることはついぞなく、世間の誤解が晴れぬまま、まさに風化されたイメージも出てきている。

いったいこの事件は、夫にとって、私にとって何を意味していたのだろう。「戦場」は、まさに、日本にあった。当時、ここ日本社会は、まさに擬似的であっても、一種の「戦場」と化していたのだ。

この事件は、コンピュータ2000年問題に時代が揺れていたころ、ストレスの中に飛び込むように先駆け的に執筆した『Y2K最新最終事情』『Y2Kサバイバルシフト』から4年が経過したころの出来事で、夫はその1年後にガンの宣告を受けることになったわけである。そのころのHPを見ると、「イラク人質事件」の本質がパースペクティブに浮かび上がってくる。が、当時は、HP自体が「空気呪縛」による攻撃と受難を受けていたことが生々しく思い出される。

イラク人質事件が起きたときには、縁のあった当時高校生だった少年を助けるために、そのころ朝日新聞を通して地域に出していたクオリティーペーパー「エコろじー」や、HP「CreativeSpace」でも全面的に私たちは救済を求める文筆活動を行なったのだった。

これが発端になって、私たちは、思わぬ方向に舵が取られていった。『CreativeSpace」の掲示板を訪れる多くの人々に支えられながらも、この善意の活動が人質になった人々の政治的資金源になっているなどというあらぬ疑いと攻撃をネット上で嫌というほど目にすることになった。もちろん、私たちには何の背景もないのに、意図的な嫌がらせは執拗に続き、それはマスコミの好奇心を動かすに十分な「怪物」に成長していくことになった。

当時は、アメリカの戦略を鵜呑みにする人も多く、時の政権の打ち出す「自己責任論」が横行する空気であり、被害に遭った人々の自業自得だとする論調まではびこっていた。一種の戦況ムードすらあり、平和や非戦を訴える声もかき消されそうなほどであった。そんななか、夫は、「人質になった高校生の自作自演説」という捏造されたストーリーに巻き込まれ、ある大衆的な巨大掲示板には、夫のことを、「極左」「自作自演の黒幕」、私のことを、「赤幕」などと、目立ちたがりで自信たっぷりな誇大妄想を書き付けられていたのをいまでも「バカバカしい」の一言ではかたずけられないほど苦々しく心を過ることがある。

この不愉快きわまりない書き込みはオンパレードとなり、某チャンネルがその源泉だったのは言うまでもない。それは、こちらのHP「Creative Space」の掲示板にも波及していた。人質の被害者の高校生になりすました非常に悪質な人物がいかにも夫がすべてを知っているかのように偽の書き込みをしてきたのである。この時点で、立派に「犯罪」が成立すると思われるが、この人物は、いまどのようにして生きているのか。この人物だけではない。ほかにも根拠のない嘘を書きなぐった人物が数多くいる。自分の書き込みで人を陥れた内心の罪は、あの世に行ってから見詰めることになるのか…。この世の繁栄は、あの世の繁栄とはイコールではありえないからだ。

先にも書いているが、こうしたデマが捏造された背景には、当時の政府官邸から「ネットウヨ」と呼ばれる人たちが「活躍」していた某チャンネルに「イラク人質事件」後直ちに人質自らの「自作自演説」がまことしやかに流されたことによるらしい。これが週刊新潮にしばらくして暴露されている。一番迷惑したのは、当の人質の被害者たちであるが、彼らの救済を支援した私たちのＨＰは、そのためもあって事件当初からネットやマスコミから大きな注目を浴びることになり、一時のアクセス数が２００万近くまで跳ね上がったわけである。もちろん、この中には、私どものＨＰへの支援者も数多くおられたのを付け加えなければならないだろう。

さて、こうして、夫は、マスコミから注目されるハメになり、我が家のドーム（会社）には、「人質」が解放されるまで、連日、テレビ、新聞などの大手マスコミが好奇心の強いアリのように集まり出した。当の夫は、淡々と丁寧に取材に応じ、ワイドショーにも、ニュースショーにも呼ばれて話をしている。当時の「情報ツー」という朝のワイドショーにもかなりまとまった時間、夫への取材インタビューが報道されたらしい。これは、出入りしていた外注のデザイナーから聞かされて知ったことである。ちょうどその時間帯はすでに仕事中であり、その番組自体を私たちが観ることはなかった。

その上、彼ら大手マスコミが「極左の自作自演の黒幕」を訪ね、その真相を確かめるべくこちらに、取っ替え引っ替え来ていた間、地元ＳＴＶカメラマンが人質の高校生が解放されるまでと、毎日、仕事とはいえ、ドームに出勤してご丁寧にも夫にずっと張り付いていた。これだけでも、当時のイラク人質事件への誤った「空気呪縛」がいかにすざまじく酷いものであったのか察していただけるだろうか。

そのことは、イラク人質事件が報じられた翌日の全国版のワイドショーを見て、私が飛び上がるほどびっくりしたところから始まっている。何と、テレビの画面に大写しになっているのは、夫が運営するHP「Ｃｒｅａｔｉｖｅ Ｓｐａｃｅ」の掲示板ではないのか。その後も、そうした類いのワイドショーからは何とも怪しげな偽情報という「怪談」が聞こえ、事実が真逆に曲げられていきそうな感じがした。２００４年４月８日の「人質報道」でショックを受け、すぐに救済活動に入ったばかりだったのに、ワイドショーなどは、一部を除き、捏造に過ぎない「自作自演説」や「自己責任論」などを軸にして、被害者への裁きや興味本位の論調に傾いていったような感がある。

本当は何が起きているのか、その事実とかけ離れた方向に舵を定めていくそのマスコミの姿に初めて私は本気で失望を感じた。これでは、安易に騒ぎ立てているネットの言動とどこが違うというのだろう。それに対し、夫は、かつてノンフィクションライター活動の最中、とんでもない冤罪事件に巻き込まれそうになったことがあるだけに、表面だけはとても冷静であった。その後押し寄せるマスコミの応対についても、夫は、半ば憤りを開き直りに変換するように「逃げも隠れもしないよ。頼まれたものはどこにでも出て事実を語るまで」と私に言って、一切取材拒否をしなかったが、私たちの眠れぬ夜は続いた。

それでも、荒野に愛、光、夢！

この「自作自演説」という「怪談」は、イラクからの情報遮断のために思いのほかしつこくなり、そのこだまは倍加されて、ついには、真実との境目を失ってしまった。マスコミは、そうした空気が席巻する状況のなか、市井の市民である夫に会いに、私たちのところにまで押し寄せてきたのだ。しかし、地元のSTVカメラマンは、足を運ぶ度に、遠くイラクで起きた前代未聞の事件への情報不足のために謎が渦巻くなか、むしろ意図的で余程謎めいていると思われる「ネットの噂攻撃」に夫が単に巻き込まれただけであることに気づいていったようだった。仕舞には、人質の高校生が解放されたら、「ここで一緒に笑って写真が撮れるといいですね」と言い出すのだった。

噂や妄想は、だから怖いのである。この事件について言えば、事実と現実との開きに、訪れたマスコミ関係者は、おそらく経費の無駄使いを自認したことだろう。東京と札幌間の交通費、宿泊費などお安くはないはずだ。さらには、まともにこの事件の真相を究明する「ジャーナリスト」にとっては収穫ともなったかもしれない。それは、いかにマスメディアが「空気」の「捏造」や「呪縛」を簡単になし得るものかを直に知る良い機会となり得ると思われたからだ。それにしても、地元紙を始め、地方紙や地方版のほうが物事の真相を良く伝えていたのが印象に残る。

この大騒ぎは、次第に潮が引くように収まっていった。それは、その当時のマスコミの論調が、まさに米国の戦争を支持していた「時の政府」の「自己責任論」を振りかざし、帰って来た人質の被害者には非常に冷ややかなものがあったことも関係しているだろう。このため、イラクで解放されたときの映像をピークに、彼らは夫が仕方なく押し出されたワイドショーにもニュースショーにも表立って出演することはなかった。

それでも、しばらくは彼らにも、夫にも嫌がらせは相変わらずの勢いで続いていた。それには夫は応えることは二度としなかった。まさに、こじつけと捏造ストーリーの偏執狂的異常言論ストーカーに、何を応じることがあるだろう。この類いのストーカーと言えば、まだほかにも名指しできる人物もいるから、まさに複雑怪奇で不気味なネット村現象に無防備に巻き込まれたと言える。夫は、この種のものには、一貫して沈黙を守ったものの、そのストレスは、想像に余りあった。表面の冷静さ、平静さの奥には多くの葛藤を抱えていたにちがいない。

２００４年に実際に起きた前代未聞の「空気呪縛」による「事件」であった。このころは、ガンの検査に行くなど考えたこともなく、またガン宣告を受ける前であるが、夫は、不規則な仕事生活に加え、外圧による余計きわまりないストレスが加わって顔色も冴えず、また、会社経営者としての苦労もあったのだから、安逸な生活とは真逆、正反対のところにいたことになる。

夫は、この世界に起きることは「すでに起きている」ことだと、よく言っていた。つまり、アカシックな量子的な世界ではすでに起きているのだから、そこにおめおめと乗っかってはいけないと、私に警告を発するのが常だった。だから、夫は、ネット上の争いに身を投じなかった。どんなに反論したくとも、それをしなかった。それは「あらかじめ起きていること」に自ら巻き込まれに入り込み、破壊の道を歩むことになるからだという。

こうした認識は、回帰するまで貫かれ、千島学説を支持したり、抗ガン剤などのガン三大療法の批判をすることでネット上のバッシングがあっても、一切関わらないという態度を崩さなかったと言える。あたかも、見回せば、世間は「荒野」であったにちがいない。しかし、その荒野にあっても、たくさんの仲間がいることにも気づかさせられたはずである。それがあってこそ、彼は、最期までその荒野で「戦場のジャーナリスト」としての仕事もできたのだと思う。しかも、非戦を貫いた。

あえて、私がこう言うのも、その最期の闘病体験、そして救急車での予期せぬ事態、最期の入院といった一連の最終ゴールにいたるまでの道程を受容し引き受けるように歩んだ「稲田芳弘」の「意識」を感じるからである。

この非戦であるがゆえに、反論をしない。むしろ、荒野にはポジティブに自分の領域を創出し、その限られた時と場で、命の続く限り冷徹さと情熱（愛）を持って核心を伝えようとしていた。

こうして、夫の書く『ガン呪縛を解く』が評判になればなるほど、同胞者も数多く現れた。しかし、また一方、ウイキペディアという米国由来のネット百科事典では、その既存の体制維持という意味での通俗的な「空気呪縛」すら感じさせる大衆的なルールを優先するせいか、「千島学説」も、「ガストン・ネサーン」も適切な紹介がなされていない。ウイキペディア自体のルールに例えば、「大きな企業なら信用ができる」というようにいかにも権威に弱い大衆的なアーキタイプがあるのは自明で、それを読めばすぐにその体質が理解できる。書き手にも、その方針が反映してか、ものの本質を追求しない「通俗思想」を「良識」と勘違いする傾向も感じられる。さらには、何を記事にピックアップするかの取捨選択にも問題があるように思えた。

もっとも、こういった類いの「偏向」は、とくに「千島学説」「ガストン・ネサーン」となると、疑似科学というレッテルとともに、露骨に表出してくるから、読者は注意が必要であり、同時にレッテルを張る行為を許す「ウイキペディア」の功罪は、あまりに明白であろう。それとともに、読者が知らなければいけない正しく適切な情報も削除されており、代わりに、事実と異なる誤った情報が事実のような顔をして居座っているのは、本当にもどかしく、歯がゆい現象である。書き手の得ている情報そのものが事実ではない誤りでありながら、訂正を受け入れず、正されることもないため、読者は、その偽情報を鵜呑みにしてしまいかねない。

夫は、『ガン呪縛を解く』を書き始める前に、ふと「荒野」の話をしたことがある。それは、旧約聖書のモーゼの話だったり、新約聖書のキリストの話だったりした。この二つの話は、重なり、荒野で神によって与えられる試練に耐えてそれを超え、悟りを得ようとする趣旨は類似のものだと捉えられるだろう。夫は、その「荒野」に関心を寄せていた。あるいは、それはヨブ記のヨブの話にもつながってゆき、夫がするその三つの話は、どこかでエネルギーを持ち、互いにつながってゆくのである。

夫は、その荒野に出立ち、その荒野にあってこそ、魂としての存在の目覚めを確信していたのだろうか。夫は最期までその中に「確信犯的」にいたのだと、私には思われてならない。

誰も責任を取らない抗ガン剤治療

夫は、確かに信じていたはずだった。ガンは、怖いものではなく、その舵取りを誤らなければ、必ず完治できるものだと疑ったことがあっただろうか。おそらく、回帰したいまも、そう思っているにちがいない。それほど、ガンというものは、スピリチュアル的にも身体的にもその人の生きるホリスティックな環境そのものにも依存すると考えていた。だからこそ、抗ガン剤治療も放射線治療もとんでもないまやかしの治療話だということになるのである。

それは、ガン治癒にとっての必須条件である免疫力を奪う治療そのものだから、当然と言えば当然の理である。しかし、藁をもすがりたい患者には、抗ガン剤が発ガン剤であっても、「毒を持って毒を制する」と、医者に言われれば、安易に信じたくもなるだろう。

もちろん、知らぬが仏であり、患者にとっては、ガンという病に抗ガン剤と放射線しか延命の道がないと医師に言われれば、その言葉にすがるしかない。代替療法を知っている人でさえ、医師に「そんなもので治るなら、みんなガンなんて治っている。まれに治った人がいたとしても、それは、非常に珍しいから、テレビ番組で取り上げられるだけ。それを真に受けても、あなたが治る保証はない。反って危険なことだ」と、まことしやかに言われれば、患者は、二の句が告げられない。まして、抗ガン剤を受けることで延命できるのだと、保証されてしまえば、しぶしぶでも、従わざるをえなくなるのが、一般の外来風景のようである。

ところが、こう太鼓判を押された患者が、抗ガン剤の副作用で、一月後にあるいは、半年後に転帰してしまっても、さもありなん。それは、珍しいことでもないように、私たちは、よく見聞きしているのではないか。つまり、体力と精神力が副作用に負けない人の場合だけ、「延命」の予言は当たるわけである。

もしも、この治療に失敗しても、どの患者の家族も、医師を訴えることなど考えたこともないだろう。他の選択肢を与えない「神のご信託」がはずれた場合の責任などはだれも考えないのは、なぜだろうか。

おそらく、ガンが治らない難病だという意識が染み付いていることもあるが、それ以上に、通常医療と言われている西洋医療以外に患者が治療を選べないからである。もしも、医師に従わなければ、診療どころかきちんとした検査すら受けられなくなるリスクは測り知れないほど大きなものがある。小さなクリニックなどでは、とても対応できない精密検査などは、当然検査対象にはならない。これは、「夫のガン」で私も、嫌というほどに体験した。

ことガンに関しては、西洋医療では限界があるのは、みな暗黙の了解として認知している。ほかにも有効と思われる代替医療はたくさんあるにもかかわらず、いざ病院に行けば、そんな夢のような代替医療外来などは見当たらない。もしもあったとしても、そこは保険診療がきかず、どうしても高額な診療になってしまうという矛盾をはらんでいる。ヘタをすると、セレブしか行けない「病院」ということにもなりかねない。

さらに患者にとって不利なことに、すべての代替医療自体が確立されたものであるわけでもない。科学的に証明されていなくとも、臨床事例が豊富で歴史的に浸透している優れた代替療法もあるが、多くは、サプリメントなどを含めると、確立されているとは言いがたいのが、非常に残念なことである。ある人には、効いて、ある人には効かない。となると、これは、毒性の強い抗ガン剤ほどのリスクではないにしても、高額な費用のサプリの代償として「効力なし」では、患者にとってはやるせない。やはり貴重な命を実験台にしているだけに大きな問題である。これは、医療業界が、サプリをクスリと認めていないために、治験も臨床事例も作れないことによっている。だから、自分で直そうとする勇気ある患者は、よくわからないものであっても、口コミでビジネスの対象となって、サプリを買いあさり、「代替医療ショッピング」に走ることにもなる。

夫が、そうした混沌とした民間医療環境のなかで、あえて「千島学説的治癒法」に挑んでいたが、検査のできる病院で理解ある主治医を身近に見つけることができなかったのは、やはり不運としか言いようがない。検査をしなかったために、自分自身の病状を正確に把握することができなかったからだ。代替医療が功を奏して、ガンの進行が押さえられていた時期には、感じなかったことではあったが、結果的に見れば、これが命取りにすらなったのではないだろうか。

定期的に否が応でも、気軽に検査に行ける病院があれば、結果は違っていたのではないだろうか。夫は、よく検査の数値にとらわれてしまうのはむしろ良くないと言っていたものの、それは、結果に一喜一憂してしまい、マーカーの数値に神経を立てたり、検査中毒になって余計な放射線を浴びてしまうのは要注意だという意味に相違はなかった。だからと言って、検査を不要だというのではない。私から見ると、ある意味で自身のガンに楽観的なところのあった夫には、検査ぐらいは定期的にしっかりと受けてほしかった。と言って、そんな夫を診てくれる病院と出会ったことがついぞなかった。

重ね重ね、これは、非常に不幸で、慚愧に耐えない事実である。どこの総合病院も門戸は固く、検査をしてガンだと判明した瞬間から頑としてマニュアルどおりの治療を根強く押し進めようとする。つまり、文問無用なのだ。あれか、これかしかない。患者である夫が拒否すれば、診療すらしてもらえない。だから、検査もだめだということである。こういうことがなぜまかり通るのだろう。このために、その後、夫は自身の病状を把握できず、命を縮めてしまうことにもつながっている。これには、重大なメッセージが含まれていると、私は、夫の回帰以来、ずっとこの事実が心から離れていない。

千島学説的治癒法を実践はしていても、夫は、生き甲斐としてのジャーナリスト活動を辞める意思はなかった。だからこそ、夫には検査が必要だった。それにしても、夫にとって、千島学説的治癒法が「市井の患者」のようにただゆったりと自由気ままに自宅療養に浸ることを意味しなかったのは、何と過酷なことだっただろうか。荒野でガンと共生することとは、こういうことだったとは…。

要するに、通常医療と言われるガンの三大治療を受けないがために被った「抗ガン医療産業主体の病院システム」上の不利益にも反論はあえてせずに、最期まで自身の身を持ってその「隠された病院システムの過酷さ」を担ったその「荒野」から、私を通して問いかけてくるような気がしている。

「良い患者」はなぜ生まれるのか

病院側が平然と患者を拒絶するこうしたシステムに多くの人々は気づいていない。いざ自分や家族が患者の立場になり、初めて病院の理不尽なシステムを知って、戸惑う。そして、悪気なくも「逆らう」ことがどんな結果をもたらすものか、その悪気のなさとは対極の「しっぺ返し」をもって思い知らされるのかもしれない。ここには、実は病院医療のあり方の根源的な問題が内在している。

ことガンに関しては、通常の病院治療以外にも多くの代替医療の情報が巷には溢れている。実際に臨床的な効果があるとされる東洋医療系の代替医療の現場もあれば、サプリメントもあり、玄米菜食療法などの自然療法もあれば、ホメオパシーやフラワーエッセンス、催眠療法なども然りである。

代替療法の多くは、体温を上げながら腸をきれいにし免疫力の回復を主軸とするもので、抗ガン剤や放射線医療とは比べるべくもなく、体に優しい医療である。夫が『ガン呪縛を解く』で紹介した「千島学説」は、そうした療法を裏付ける信頼に足る学説として、民間に多くの実証例を有していると言われている。ガンに対する対応は、病院医療とは対極のところにあり、要するに免疫力を上げてガンを治す療法・ケアとは、腸をきれいにして体を浄化し、無理せず、心身の調和を保って生き甲斐のある生活習慣に身を置くだけでよいとする考え方なのだ。抗ガン剤のように副作用が強くガンのみならず正常細胞も毒で責めてしまうような療法とは180度異なるケアである。治るか治らないかというのは、どちらの療法も確約されたものではないところは、双方同じなのかもしれない。しかし、その延命効果や生活の質、苦痛の度合いを比べれば、なぜ抗ガン剤をしなければならないのか、その決定的な理由など見出せず、まさに了解しがたい「現代医療の怪」と言える。

こう考えれば、自分の命に関わるにもかかわらず、ガン宣告をされた患者が、その治療法の選択に関与できないのはどこかが狂っているように思えてならない。病院に潜在、顕在化する西洋医療専門崇拝の風潮は、素人の患者には恐れ多いものなのだろうか。いや、それ以上に、おそらく、病院に逆らうと待遇も悪くなるだけでなく、診療も拒否され自動的に「難民」に処せられてしまうなど、後が怖いから、納得など到底できないのに、治療方針に同意のサインをしてしまうのではないだろうか。つまり、担当の医師ですら体験したことのない苦痛を伴う抗ガン剤を受けることに同意させられてしまうわけである。この同意書を盾に取れば、たとえ医師に強要されても、理不尽な拷問のように大きな副作用のある抗ガン剤を受け入れることに同意したのは、まぎれもない「患者自身」ということになる。

命を預けることになる病院には、患者は誰でも、「良い患者」の印象を与えたいと思い、待遇が悪くならない取引を無言のうちに行なってしまうのだろうか。そのため、どんなに理不尽だと思うガン治療にも、医師の説得で従わざるを得なくなり、同意書にサインしてしまうことになるのだろうか。そんな患者の末路は、だからと言って決して保証されているわけではない。まさに不条理きわまりない選択を「ガン患者」は迫られるのである。

この同意書も、本来の患者の意識が反映されたものというよりも、むしろ病院側が患者との間で問題が起きたときにその責任を回避するためのツールになってしまっているということはないのだろうか。

病院医療の現実は、ガン患者にとってシビアなものであるが、さらに困難にしているのが、インフォームドコンセントやセカンドオピニオンという制度の虚しさだろう。どちらにせよ、患者は、話し合う土俵を西洋医療に限られており、代替医療や統合医療、さらにはホリスティック医療などはおろか「自分の命は自分で守りたいから、攻撃療法ではなく自然療法を受けたいのだ」という素朴な信念すら話題にできないからである。例えば、『ガン呪縛を解く』という本が参考になったので、千島学説的な療法を受けたいと言ったところで、「千島学説って何だ？」ということになりかねない。さらには、優れた漢方医との協力体制を組めるわけでもむろんない。病院食に長岡式玄米が用意されているわけでもない。また、試したいと思うサプリがある場合、この療法も確立されていないがために検査だけは受けたいと言ったら、どうなることだろう。多分、これも、まずはとんでもない患者のランク入りとなろうか。

ともかくも病院に入ったら、抗ガン剤を従順に受け入れ、それと向き合って闘い、副作用を克服した患者が根性のある「良い患者」なのであり、病院の経営も安定する仕組みになっている皮肉な現実がある。しかも、続編がある。この「良い患者」も、せっかく甚大な苦しみを克服しても、何度でも再発転移の驚異にさらされ、その度に「良い患者」となって、「主治医」からの信頼を厚くするのに貢献する。ならば、「良い患者」は、病院システムにとってまさに「天使」なのではないか。患者として医師とは争うこともないのだから、医師にとっても、本当にストレスを与えられない「天使のような患者」にちがいない。

しかし、「良い患者」は、延命や治癒を求めていたはずなのに、病を複雑にし、転移による手術、抗ガン剤、放射線治療を苦痛を伴いつつ繰り返して、ついには、大切な命の保証をしてくれていた免疫力も尽きてしまう。そもそも、ガンは、免疫力が低下して陥る血液（体液）の状態であり、その免疫力という土台を台無しにする治療にそもそも根源的な意味があるのだろうか。考え方の転換は、患者の表層・深層心理に明快に起きていることに、なぜ病院は気づかないのだろうか。

隠された真実…その生き様にこそ

人生には目を背けてはいけないことが、誰にでもいくつはあることだろう。その中でも、私がこれから書こうとすることは、いまでも私の胸にいつ終わるともしれない痛みを思い出したようにしくしくとぶり返させる。これは、私の脳裏にしまわれたいくつもの引き出しの中でも、個人的には、おそらく「究極の体験」に類いすることだろう。どうしても、その場面は大切に胸にしまわれていなければならないので、私は、Ｈｐにも、また『ガン呪縛を解く』のエピローグにも書くことはなかった。あまりに大事なことは、誰にも触れてもらいたくはないという思いがあった。

当初は、強い悲しみや虚無の感覚から、大事なことは絶対に誰にも言いたくはないと思っていた。人に知らせることは、あまりに悲し過ぎる。なぜ、私は、自分の最愛の夫のことを人にあれこれと知らせなければならないのか。夫の回帰も、夫が『ガン呪縛を解く』を出版していなければ、きっともっと個人的な出来事で終わっていたにちがいない。夫の職業、そして私の職業、それは、実に因果なものだと、私は、何度も思わざるをえなかった。

夫は、最期の療養となった２０１０年の秋には、その時期に行なっていた７１４Ｘの体験記を『714Xとソマチッドの真実』の読者層に向けて、書き残している。それは、ガストン・ネサーンの714X製剤の自己注射のやり方から始まり、そのプロセス、さらにその際にとくにどのような思いを込めて自己注射をしたかなど、こと細かに書き綴っていた。それは、夫がいつも枕元に置いていた愛用のノートパソコンの中にしっかりと残されていた。私は、夫の回帰後数ケ月して、その文章を『714Xとソマチッドの真実』の中に「終章~愛と共有の進化」として収めた。

本当は夫を病院に入れたくはなかったのである。しかし、そうしないわけにはいかなかった。酸素吸入器が来たのもあまりに遅い。どんなに酸素が必要かも、介護の人々は分かっていたはずである。私も、ケアマネージャーや出入りしていた関係者にも何度も酸素が必要なことを訴えている。

私たちは、知らなかった。介護グループからも、一種の「医療拒否」にあっていたことを。だから、血液検査もなければ、酸素の必要性も、脱水の処置もしてもらえなかったのである。これは、だれが判断を下したことなのか。誰の意図だったのか。リハビリを希望していた夫だが、介護グループからはそれも、医師の許可がいるから出来ないという返答しか得られない。私には、解せなかった。なぜ、いまごろになって、そんな自明のことが問題になり、うまく運ばないのか。リハビリも自由に受けられない介護とは何なのか。医師の許可がいるなら、その介護グループと契約している家庭医に聞けばよいではないのか。しかし、そこの人たちは、誰一人としてその努力をした者はいない。無駄なことは省いたのか、話は、うやむやになり、ケアマネージャーが市のリハビリ指導員のような人を連れてきて、その人がベット上で出来る簡単な体操らしきものを夫に教えただけだ。

夫は、失望を隠せない。何かおかしいと気づけば、このときに何とか対処もできたのだが、私たちは、介護の現場で何がなされるべきで、どんなサービスが供給されるべきものなのかをよく熟知しているわけではなかった。まさに介護サービスの初心者だった。ただ、漠然とではあるが、何かが違うという違和感がつきまとう。

この「不可思議な介護サービス」を受ける前には夫はオゾン治療を受けるために、和歌山県のある医院に入院したが、オゾン注射の回数が多すぎた上、階段の昇降を余儀なくされたため、その結果が悪く結局大腿骨骨折の災難に見舞われていた。このオゾン療法というのは、確かにドイツなどでは、保険が利くなど国家的な保護を受けているらしいが、日本ではその正体はあまり知られていない。これは、月に4回から5回の割合で、採血した自分の血液にオゾンガスを混ぜたものを点滴で体内に戻していくもので、インターフェロンなどのサイトカインが増えて免疫力を増強するという。ところが、夫のように月にその3倍〜4倍も行い、それも連続2ケ月も続けるなどはおそらくドイツでは論外のことではなかっただろうか。活性酸素も当然増えることは予想されるべきことではなかっただろうか。私も同行していたので、一部始終何があったのかを見てきている。

夫は大変な苦痛を味わった骨折後、転院先の病院で無事手術に成功した。ところが、今度はその病院から札幌の転院先がまったく見つからなかった。つまり、問い合わせたどこの病院も、「抗ガン剤拒否」の患者はお断りだというわけである。このときは、気づかなかったのだが、こうした病院側の意識には根強いものがあり、それは、患者の弱みにつけ込む行為でありながら、平然と診療拒否を行なう。しかし、これは、病院として正しい態度なのだろうか。明らかに医師法違反に相当するものと言えるのではないだろうか。

結局、どの病院に問い合わせてもラチがあかないらしく、その病院の地域福祉の担当者から札幌市の地域包括センターに回され、夫は介護認定を申請することになったのだった。このときの夫は、介護度2だったのに、その後それとは気づかないような暗黙の「医療拒否」をされてからは、夫は寝たきりとなり、介護度も当然増していくことになった。いまだに慚愧に堪えない思いである。

私たちは、夫が、病院のみならず介護の現場でも、はっきりとした「医療難民」となっていたことには気づかず、まだ認識が甘かったと言わねばならない。夫の介護サービスが入浴や掃除などに限られていたことを知らなかったのである。

私がケアマネージャーに酸素のことやリハビリのことを尋ねても、ラチが空かなかったのも、いまとなってはその理由がよく見える。その背後には、非人道的で理不尽な医療システムの影がちらほらと見え隠れしている。

介護の現場にも、医療を受ける権利を放棄させるようなシステムがおぞましく入り込んでいるのを私は、夫の介護現場から明確に知った。そこまで、「抗ガン剤医療」というのが、夫の場合のように患者の救命サービスを犠牲にしても、病院の「鉄の掟」となっており、強制的な必須項目になっているなどというのは、呆れた話である。まして、抗ガン剤を受けて、亡くなるケースはあまりに多く、事例に事欠かないのに、これで訴えられる病院はどこにもない。これでは、どこまで行っても患者のための医療はほど遠いということではないのか。

たまたま、テレビで小野やすしさんという芸能人の訃報が報じられているのに出くわしたが、その中で小野さんは、17クールの抗ガン剤治療を受け、その副作用のすざまじい苦痛に耐えるも、とうとう亡くなったという。こうした状況をともに生きた家族の辛さも、私自身のことのようにだぶってしまう。

夫は、現代ガン医療の隠された問題に真っ正面から立ち向かい、病院からも介護の現場からでさえも、求める医療を拒絶され、まさに正真正銘の「難民」と化した。夫は、介護認定を受けたときに、訪れた家庭医にくしくも『ガン呪縛を解く』を読んでもらえたらという思いでプレゼントしていたが、まったくの徒労に終わった。夫は、それを介護グループの人たちにも同様に無料で渡していたのが、印象に残る。「もしもぼくの言っていることが理解されたら、医療も世の中も変わるんですよ」…説得には半ば諦めの気持を持ちながらも、そんな熱い思いをこころの奥に秘めて、彼は、本を「献上」したのだろう。本来の彼なら、力を込めて、思いを吐露し、論理的で的確な言説を豊富な知識を基にほとばしらせたにちがいなかった。

本を受け取った彼らは、それを話題としては受け入れ、共感もした部分もあったのかもしれないが、しかし、彼らのだれ一人として、夫の『ガン呪縛を解く』を真剣に読んだ者はいなかった。だれ一人として…。その趣旨を汲み取り、夫の意図に寄り添って話し合い、現状を少しでも改善しようとするアドバイスをする者はだれもいなかった。彼らは、介護計画というものの全貌を私たちに知らせることなく、まるで秘密裏にことを動かす上手な組織運営者のように「操作」や「管理」を行なっていたのではないかと思われてくる。たとえ、それほど作為的な悪意がなかったとしても、それはあまりにも当たり前のようになされていたように感じられる。

何も知らされない私たちに待っていたのは、悪化していく夫の救いがたい状況という現実であった。夫は、まだしも自力で和歌山から生還しており、制限はあっても適切なリハビリを受けることができれば、体力の衰えを防げ、寝たきり状態もあれほど早く招くことはなかっただろう。

私たちは、諦めていなかったのだ。どんなに夫の呼吸が苦しくなっても、寝たきりになって自力で起き上がれなくなっても、最期の最期まで決して諦めていなかった。それは、結局、介護の人々の感覚との大きなギャップともなっていたのかもしれない。こちらも覚悟を決めて、心の準備をした方がいいのでは…そんな思いを感じることもあった。しかし、私たち夫婦の間には、もしやという気持はあっても、決して諦めて生への希求を捨てることはなかった。

遅すぎた酸素吸入器も、ある人の紹介で、代替医療に理解のあるというあるクリニックの医師に往診に来てもらい、ようやく借りることが出来、私は、これで少しは楽になるのではないかという安堵と希望を持ったことをよく覚えている。だから、この医師が、どういうわけだか夫の態度が気に入らず、苦しくてたまらない患者に向かって「診療しない」という理不尽でショッキングな言葉を吐くのを聞いたときも、私にはそんなことはどうでもよいことだった。別の世界の人が別な言語を話しているとしか感じられないくらい、私の思いは、必死だったからだ。夫も、あまり言葉を話すことができない状態だったので、たいした話はできなかったはずである。何か説明不足の言葉を感情的に捉えられてしまったのだろうか。

私がちょうど階下にいたときの出来事だったので、くわしい内容はわからない。ただ、再び二階に上がったときに、「診療拒否」の話になっていた。後で、紹介してくれた人から聞いたところによると、「代替医療を何だと思っているのか」ということらしかった。こんなときに、私は議論などする気もなければ、余裕もない。夫は、もっと差し迫っていた。ただ、印象に残るのは、付き従ってきた看護師が二人、診療カバンのようなものをチャングムのように上に掲げ持ちながら、大層余裕のある重々しい雰囲気で医師とともに二階にあがっていったことだった。ここに何人かの医師が揃えば、と、私は、ふとある光景を想像したのを記憶している。

その医師は、月に2万円ほどでその酸素装置を用意したものの、夫は診療を拒否されてしまったので、酸素濃度のことなど、細かな配慮については私は何も分からなかった。介護サービスでは、「看護師による医療介護」の手配もなかったのだから、家には私しか夫の看病をするものはいない。

枯れ葉が散ったいつかの窓の外は、いつの間にか雪景色になっていた。その同じ部屋でただ酸素だけがぶくぶくとうなっている。

その日は、２０１１年１月6日、木曜日で夫の番組「ガン呪縛を解く時間」のラジオ放送の日でもあった。お正月気分などはまったくなく、日々私の内面は大きな不安が去来し、揺れていた。夫は、酸素吸入を始めて間もなく、それまで飲み込めなかった水分を摂ることができるようになり、ほんの少しは良くなったように思われた。それでも、私は、心配もあって夫の傍を離れたくなく、行くことになっていたラジオ出演をキャンセルにしようと思っていたが、夫は、休むと何かあったと思われるから、いつものように私に出るようにと、いつになく熱心に頼むのだった。そこで、私は、お正月らしい演出を考え、笑いヨガを広めている松田さんにゲスト出演を依頼した。快くお引き受けいただいたのに、当の私は、心が重い。仕方なく、その日は予定どおりに行って、押しつぶれそうな心を最後まで引きずりつつ、周りには悟られないようにしながら終了した。その日のラジオは、私には、「本当に悲しい笑いヨガ」の1時間となってしまった。

帰宅してみると、夫は、思ったほど楽ではなさそうだったのに、私の顔を見るなり、「ご苦労さん」と、笑ってねぎらってくれた。この日の笑いヨガは、さすがに苦しいほど辛かったので、私は、夫のねぎらいの言葉が思わず心に沁みた。本当に辛いのは夫の方なのに、と思いながらも、そんな夫の言葉は心底うれしい。

何とか楽にしてあげたくて、私は、毎日夫の足揉みを続け、夫の状態が辛い時には眠らず、朝になることもあった。オルゴン療法の施術をする小松健治医師（千島学説研究会）から紹介された元看護師の気田治療師には、オルゴン療法や温熱療法をお願いしており、痰を出せないときには若石健康法の鈴木院長（若石鈴足法治療院）に足揉みをしてもらってもいたのだが、それ以外のときには、私が、自然療法や足揉みをしてみるなどして、少しでも楽になるようにと何でも試していた。

本能的に時間がないのかもしれないという思いがあったのだろうか。夫は、ふと私の手を握り、酵素玄米入りの流動食などを持ってこようとする私を傍に留めた。「そんなものよりも、こうしていたいんだよ」そう夫は、言うのである。日々食欲がなくなってゆき、食べるのが辛くなっていたこともあって、夫は、私に傍にいてほしがったのだった。

また、あるときには、夫は、「陽子は、一番何がしたいの？」と、聞く。その質問は、私にはあまりに場違いに聞こえ、咄嗟に答えが出てこない。自分のことは二の次だった。「それはもちろん、芳弘が治ってくれることが一番だよ」そう、私は答えるだけだった。実際に、その質問は私の頭の中を真っ白にしてしまい、本当に何も出てこなかった。夫は、治ることを諦めていなかったが、それでも、もう一つの結果を招くことも心をかすめていたのにちがいない。その思いは、私を切なくさせるばかりだった。

時は秋の日の午後、「ぼくは、陽子がいるから、生きていける」と、そんなことをぽつりと言ったりした。前向きで強気にしていた夫なのに、何故か、秋がその終わりの時を知っているように、「その時」が少しずつ近づいていると、心の深いところで察していたのだろうか。私は、夫の言葉が無性に悲しかった。

おそらくもっともっと前に遡る。『ガン呪縛を解く』を書き上げ、出版したころだろうか。体調の良さを維持するためには、その後も絶対に無理をしてはいけなかったのではなかっただろうか。社会的なストレスを避け、十分な休養を取り、ときに犬の散歩で気晴らしをするなどの生活をしながら、執筆だけをする生活を貫けば、おそらくいまも元気でいたことだろう。優等生的に不正直な言葉を書く虚しさから逃れ、あえて本音を書けば、そうした生活を夫が選ばなかったことが、結果として私にも娘たちにも大きな悲しみと悔しさを残すことになった。

起きることすべて意味がある…夫は、その後、まさに「起きること」に対してガン患者たちやじあいネットをいつもその視座に入れて「そのまま」を受け止めてエネルギッシュに生きたのであった。

第二章　その夜、何が起きたのか…

忘れ得ぬ日

出来れば、この日のことはだれにも言いたくはない。そう書くのも、永久に私の胸に封印し、大切にしまっておきたいという気持からでもあるが、と同時に、語るにはとても辛いことだからである。自宅介護の現実の末、その先の病院の現実に突き当たらざるを得なかったとき、私は、どうすることもできなかった自分自身に大きな無力感と絶望感を禁じ得ない。

夫は最後まで生きることを選び、決して希望を捨てていなかったというだけでなく、それは私自身の切なる願いでもあったからこそ、私は、その日の朝、自らの力の完全なる無力に打ちのめされてしまった。

酸素装置から出てくる酸素吸入を続けながらも、夫は、前夜いったんは取り戻した元気を朝には無惨にも失い、酸素吸入をする前よりも症状が悪化していた。口も利けず、舌は乾いて小さくなって、意識状態も悪くなっていた。それは、これまで見たこともない悲惨なものを感じさせた。介護の人間も当てにならず、前日診療拒否をした医師などさらに当てにすることも出来ず、私は、とうとう救急車を手配してしまった。もう何が何だかわからない。いったい誰にこの夫の状況について聞けばよいのか。皆、ただ遠巻きに見ているだけではないか。咄嗟の判断で、私は、救急車を呼んだのだ。

このとき、私は、脱水の処置だけを望んでいた。それすらも受けられない介護サービスとはいったい何なのだろう。こんな状況で、私は、救急車を呼ばざるを得なかった。介護サービスの人たちは、夫を「治る見込みがなく、現代医療を拒絶する患者」という先入観をガンとして持っていたのだということを私はいまにして思い知っている。だから、とくに望んでもいなかった掃除の介護の人しか来なかったのだと思う。お掃除のヘルパーさんが夫や私に声掛けをするなどの気遣いをしながら一生懸命お掃除をしてくれたことには、人として当然の感謝の気持はあるが、問題は、そんなところにあったわけではないのは、自明のことである。

医師は、診療を拒絶したのだから、責任はないと言うのだろうが、これは、あり得ることなのだろうか。こんな医療はどこかおかしいと思いながらも、少なくとも、酸素装置は斡旋したのなら、人間の道理として「酸素吸入をしても楽にならないこともあるから、少しずつ試しながら、行なった方がよいこともある」などの婉曲な注意くらいはしてしかるべきではなかったのだろうか。というのも、私たちは、この装置がどんな不適応症を起こすかをもちろん知る由もないのである。体が酸素を吸収できなくなると、体内で二酸化炭素を増やすのだということも、そのときは知らなかった。だから、私は、逆に一晩中していた酸素吸入が夫の症状を進めてしまったのではないかと後になって疑っている。以前にあった非常に古い家庭の医学書を捨てた際に、新しいものをじっくり選ぼうとしていたのに、夫の介護と会社関係の雑用などで余裕がなく、買いそびれてしまっていたことがとても悔やまれる。

夫には、腸をきれいにし、免疫力を高める食を取ってもらっていたので、顔色は良く、若返っているくらいに感じられていた。それでも、体の機能は、恐ろしいほど衰えていたようだった。だから、酸素吸入にも注意が必要だった。どうせもうダメなのだから、酸素などする必要もないのではないのかという人もいるのかもしれない。ある種の「自然死」原理主義の人たちである。だが、私たちは、違っている。そもそも、私たちは、放射線、抗ガン剤によるガン治療を否定し、免疫力を上げる千島学説的な自然療法や東洋医療などの代替医療の方がガンには有効だと信じていても、補いとして現代医療を否定する気はなかった。しかも、骨折しようが、胸水が溜まろうが、このときは、まだしも延命できると信じていた。

ガンの通常医療を拒否したからと言って、何も生きることを諦めたのでもなく、むしろその意欲は非常に強いものがあったのである。通常医療拒否イコール何もケアしないことを選ぶ「自然死」というわけでは決してない。断じて違っている。ところが、介護サービスの現実は違っていた。私たちが求めるものを否定するほど、そんなに通常のガン医療が完璧で、素晴らしいものだと言えるのだろうか。

病院に落ち着いたときにも、そうした私たちの望みがいかに非現実的であるのかをまたしても思い知ることになったのだった。

和歌山の医院での苦い体験も脳裏をかすめる。その半年前には、骨折を余儀なくさせられた和歌山の医院で、必ずしも妥当だとは言えなかった胸水穿刺を受けてしまった。これなどは、私たちが現代医療の裏を十分に熟知していなかったことも原因である。「統合医療」という言葉を頭に掲げていたこの医師の言葉を私たちはうかつにも鵜呑みにし、楽になるならと、胸水を一部抜いてしまった。これが、その後のすべての伏線になってしまった。後で、「一度抜いても、すぐに溜まるから、あまり意味はない」と、治療師の人やホメオパスに言われ、治療師からは「それよりも、代謝を良くして、排泄する温熱療法がある」と聞かされた。ホメオパスからは、「抜いた胸水を体に戻さなかったのですか」と、聞かれたが、私の答えは、ただ虚しく虚空に響くだけだった。

この和歌山の医師は、夫の余命をすでに数えていたのに違いなく、助からないのを見越して、胸水を抜くことを勧めたのだろう。その後に、抗ガン剤を入れて胸膜を固める方法を勧められたときに、私たちは、この医院の掲げる「統合医療」という偽善に気づくべきだったのだろう。医師は、千島学説を本当には理解していなかったのではないだろうか。夫は、この医師に依頼されて講演まで引き受け、命を削って話をしたのに、それが無駄なことだったと認めるのは、やはり辛いものがある。ここで受けた過剰なオゾン療法にしても、検証が必要なことは言うまでもない。

この一連の事例でも明らかなように、患者は、現代医療の治療の裏を知らずに、医師の言うがままになってしまうのも珍しいことではない。しかし、これは、何と恐ろしいことだろうか。いったん、医師の言うことを聞いてしまえば、取り返しがつかなくなるとしても、一見それらしい美味しそう言葉に惑わされてしまう。つまり、医師は患者の不利益にならないことはしないに違いないという患者側の「無知」に起因する「信頼」が利用されてしまうわけである。これが何の矛盾もなく、抗ガン剤治療がたとえどんなに副作用が壮絶であって治癒能力を奪うものであっても、多くのガン宣告患者に受け入れられている理由にも相通じる。まして、他に治療の選択肢がないとされれば、患者は、医師への「信頼」を拒絶できない「社会的弱者」という立場に追いやられざるを得ない。

フランチェスコとともに

本当の魂の医療を行なう「小さな教会」を作るために夫は、荒野に出ていたのかもしれない。かつて、フランチェスコが財産も名誉もすべて投げ出し、一つひとつ石を積み上げながら、本当の神の宿る「教会」を「貧しい人々」とともに荒野に築いたように。そこには、神様に無償で養われている自由で無垢な鳥たちが、その広大なアガペーなる天空の祝福とともに喜びに満ちて飛び交っていたのだろうか。

夫は、救急隊員がタンカを携えて、二階に上ってきても、はっきりと拒絶の意思を現していた。しかし、私には、それ以上なす術がなかった。そのまま、「死」を待てばそれでよかったのか。私には、到底できないことだ。夫は、生きる希望を捨てていないのだ。少なくとも、脱水の処置だけはしてくれないものか。そして、すぐに戻ればいいではないか。私の望みは、その後、虚しくまた非情にも裏切られてゆくのに、愚かと言われるかもしれないが、まだそのときは病院の本質を明快につかめていなかった。

こんな非情な悲劇があるものだろうか。完全に価値観の異なる「病院」というところを選ばなければならないとは…。救急車が緊急のサイレンを鳴らし、市内を走り回った。しかし、受け入れ先の病院が見つからない。和歌山の転院先の総合病院が打診した札幌の病院すべてから断られたのとまさに同じことがここでも起きている。理由は、夫が通常のガン医療を受けていない患者だからというもので、ほぼ和歌山で体験したことと同じである。そこにさらに、主治医がいないという新たな「言い訳」が添加された。

まずは、酸素吸入装置だけを斡旋し、診療拒否をした医師に救急隊員が連絡を取るが、返事はすげない。関係がないと言われる。ならば、介護サービスで一度訪問した医師にも打診してもらう。答えは、同じであった。他に知っている病院の名前を上げて、捜してもらっても、どこも判を押したように、同じ答えが帰ってくる。夫は、酸素を付けながらも、うまく発声できないまま、「家。家」と、私に繰り返す。脈拍も170～180という数値を揺れ動いていた。家では、夫の脈は手で触れて数えるが、明らかに異常を感じていたのは言うまでもない。これも、介護サービスでは訪問看護を希望しても受け入れてもらえなかったため、私は初めてこの数値の具体的な高さに改めて驚いていた。

そんななか、救急隊員の絶え間ない努力が続いて、最終的には介護サービスがらみの医師がようやく「ドクタートゥードクター」のカタチで総合病院を紹介してくれたようだった。その間、3時間が経過していた。夫は、狭い救急車のタンカの上でただじっと横たわっていた。それは、それまで介護ベッドである程度角度を変えることが自由だった状況からすると、夫には辛い体勢だったにちがいない。夫は、何も言わず、ただ我慢している。

なぜ、ガンの通常医療を拒否しただけで、こんな風に見放されてしまわなければならないのか。同じ患者であるにもかかわらず、病院側のエゴイズムでこれほどまでの無法地帯に追いやられてしまわねばならないのか。なぜ、国民皆保険制度が確立しているのに、ガンの通常医療を受けない患者には、医療そのものを拒絶するというこんな無法地帯がまかり通るのか。主治医がいないからだというもっともらしい「言い訳」には、もっと呆れてしまった。少なくとも、夫の場合は問診しただけで、どんな状況かは主治医でなくても、把握できるのではなかっただろうか。和歌山の転院先の総合病院からもらった引き継ぎのための診断書も家にはあった。それを見せることも可能だっただろう。では、お金がなくて病院の高額ガン治療を受けられなかった患者はどうなるのだろうか。そんな疑問も湧く。

「患者様」などという表面的な応対ですべてが解決するのか。本当に患者を思う医療とは何なのか、医療はもっと深いものであるべきなのではないだろうか。

実際私には、3時間も経過したという時間の意識がまるでない。それだけ、私の中では、早くどうにかしなければ、という思いでいっぱいだったからだ。ようやく3時間の悪夢から解放されて、夫が病室に入ると、まもなく、私は、担当の内科の医師や病棟の看護師に呼ばれて、聞かれるまま事情を説明したりしていたので、なかなか夫の傍についていることができなかった。その間に、夫は脱水に対処するらしい点滴や採血を受けたりしていた。夫と何も話せないまま、今度は、慌ただしく夫の胸のＣＴが撮られ、即座に外科医師が飛んで来る。その医師は、すぐにドレナージを決行した。私には、何気のない口調で、ほんの1時間程度の処置だから、すぐ終わる、と言っただけで、それは、いとも簡単なことのような言い方だった。

私が話した内科の医師によると、ドレナージを受けても生還した人はほとんどいないという話ではないだろうか。ただ、この医師は、「ただ一人だけ、延命した人がいます。丸山ワクチンを使っていた人で…。もしご希望でしたら、ここでも使えますよ」そう親切に医師は、教えてくれたのだが、そのときの私の中には「延命してもほんの少しなのだ」という印象を持ち、ただただ心が重くなるばかりだった。

病室に戻ってから、私は、看護師から夫がドレナージを受けるという話を聞き、すぐに夫に「断ったらいい」と言ったが、その横顔は「病院に入ったからには、受け入れるしかないんだ。起きることにすべて意味があるんだからね」と、そう語っているかのように、夫はその意思を固めてしまっていたような空気を漂わせていた。何てことだろう！一度決めたら、それを変えない一徹のところのある人だ。こうなると、私の言うことなど、もう選択肢になくなりそうだ。いや、それ以上、責任感の人一倍強い夫だけに、病院というよりもそこに働く医師や看護師に迷惑を掛けられないという思いが夫の中にはあったのかもしれないと、ふとそんなことも脳裏に浮かぶ。おそらく、それも本当だろう。ただ、私は、いまにして気づくことがある。

夫が病院の言いなりになったのは、一瞬でも苦しみから解放されたいと思ったからではないだろうか。それほど夫は身の置きどころのない辛い苦しみの中にあったのは言うまでもない。そして、もう一つある。そうしたのは、私のためではなかっただろうか。夫は、身の置きどころを求め、頻繁にベッドの角度を変えて、夜もろくに寝られない状態が続いていたので、私は、夜中を徹して夫の苦しみを和らげようと、足もみを中心にマッサージをし続けていた、そこで、少しでも寝息が聞こえると、私もほっと安堵し、夫の足を掴んだままうとうと浅い眠りに陥るのだった。12月に入ると、気田さんが週に2～3回来てくれていたが、それ以外の日は、夜であろうが昼であろうが、私は毎日夫のマッサージをするようになっていた。もうまとまって寝なくてもいいとさえ私は思っていた。不思議に疲れを意識することもなかったが、さすがに睡眠不足はどうすることもできなかった。

しかし、夫の状態を見かねて、私がとうとう酸素吸入をお願いしたその日の夕方、夫は他の患者ならとっくに許されていたはずの酸素吸入が可能になり、少し楽になったようだったので、その夜、久しぶりに少しまとまった時間を取って、眠らせてもらった。私は、夫の立っての願いで何事もないようにラジオ放送に気を張って出演し、帰ってくると、さすがに眠りたい欲求に逆らえそうになくなっていたのだ。夫の様子は、酸素を吸ったばかりの夕方と比べて、特段良くなったというものではないとはいえ、とくに問題もなさそうだった。酸素があれば、何とかなるかもしれないという甘い期待を持ちながら、私は、眠りについた。しかし、眠りは浅く、夫が頻回にベッドの角度を変えているのが苦しげに耳元に響き続けた。もちろん元気が出てきたら、また、夫のマッサージに戻るつもりだった。

病室で臥す夫の横顔は、何を語っていたのか。彼は、私のためにドレナージに応じたのではないだろうか。それくらいのことはやりかねない人だ。一か八か自分の目の前に起きたことを受け入れようと受容してしまったのかもしれない。言うまでもなく、それは、私がもっともそうして欲しくなかったことだ。彼は、私の堪え難い思いを勝手に察して気遣ったのではないだろうか。そんなことは、絶対にしてほしくなかったことだ。夫も、私も絶対に諦めていなかったのではなかったのか…。どんなにひどい状態であっても、最後まで希望を失わない…それが私たちの暗黙の了解ではなかったのか。

私は、基本的には何であれ夫の意思を尊重するのが何より自分の務めだと思っていた。しかし、私の中の隠れた絶望を思い遣ったり、病院に迷惑を掛けたくないというそれだけの理由で病院のやり方を受け入れてしまっては、いままでの夫や私の頑張りは元も子もない。私は、秋口からお世話になっている治療師で元看護師の気田さんに相談の電話をしていたが、その途中で病棟の看護師に呼ばれ、気田さんから十分な情報を引き出すことができないまま、夫の病室に戻ると、そのまま夫は、ドレナージの処置を受けに別室に移動させられた。

その少し前、私は、看護師に思い切って「ドレナージは受けさせたくない。脱水が酷いので、点滴だけでもいいのでは?胸水は尿で出るようにするのがいいのでは?」ということを話したものの、その看護師は、胸に溜まった水は体に吸収されないので、尿では出てこないという一点張りであった。看護師は、人間を機械のように見立てることが得意な西洋医療社会の人材としてこの硬直しきった考え方を信じ込んでいるようだった。一方、夫は、酸素吸入を続けながら脱水を改善しさえすれば、十分にまだ家で療養できる体力を戻すことができるように私には思われた。そのときも、夫は、点滴を受けながら、私が用意して持たせていたホメオパシー入りのペットボトルを自力で飲めるほど体力を残していた。まして、消化器官は正常に機能していたのだ。

だから、夫は、大量の酸素を長時間無理に吸入し続けていたために引き起こされた一時的な機能不全に陥っていただけではなかったかと、私は、いまにして思う。もっとも、それだけ夫の症状が重かったということでもあるのだが、それにしても、知らなかったとはいえ、そんな風に酸素を吸入し続けなければ、よかったのだ。このときは、診療を拒否された運命のまま、ここまで明確に気づくことはできなかった。ただはっきりしていたことは、論より証拠…脱水症状が良くなれば、酸素吸入をしながら水も飲めるようになるのだということだけだった。それで十分だった。つまり、夫の症状が一時的な内蔵の機能不全のような状態であったなら、適切な処置で腎臓の働きも同時に改善されていくはずである。

それだけに、その看護師の機械論的な考え方にもっと抵抗すればよかったのだと、とても悔やまれる。この緊急医療的なことになぜもっと私は知識を蓄えていなかったのだろう。悔やんでも悔やんでも悔やみきれない。しかし、看護師は、私の説明など聞くこうなどという選択肢は持っていない。私の不安げな様子に、それよりも水を抜くと、呼吸も楽になって改善されると希望のあることを私に話し、もう有無を言わせない意思を感じさせた。これが、病院のすることだった。もう後悔しても遅かった。

考えてみると、病院側からドレナージに対する正確な説明も受けていないのはもちろん、その同意も半ば強制的なものであった。本当に夫にとって必要なものであったのか。在宅医療サービスを受けられていたら、決してこの選択はあり得なかった！さらには、私に、この緊急医療処置に対しもっと知識があれば、心臓に大きな負担を抱えていたらしい夫にこの施術が適切なのかどうかを少なくとももっと吟味できたことだろう。そう思うと、非常にやるせない思いだ。

スピリチュアリティは非科学的なのか？

私は、夫が緊急で胸腔ドレナージ術を受けることを娘たちにも知らせ、家族で夫の手術が無事に終わるのを病棟の待合所で待った。１月７日の夜のことである。１時間で終わるという処置も、なかなか終わったという知らせをもらえない。私は、その半年程前の7月に夫がさる医院で大腿骨骨折に見舞われ、その転院先で大手術を受けたあの和歌山の記憶が蘇ってくる。そのときも、生きたここちのしない長い空白の時であった。

私は、無性に不安になり、夫の処置をしている別の病室を教えてもらって、とうとう様子を見に行ってしまった。そこで血圧が安定しないことや、180ほどの頻脈が続いていることを知った。頻脈は、救急車で測った数値と変わりばえしていない。しばらくして、処置が終わった。少なくとも脱水は改善したらしく、少し話が出来るようになっていたり、ペットボトルでホメオパシー入りの水が飲めるようになっていた。

私は、病院に泊まるつもりだった。ずっと傍についていたかった。夫も同じことを思っている。いつもしているように、ずっと手を握り合っていた。「少しは楽になったの？」という私に、夫は、「それほどでもない」と答える。夫がどうにも苦しいのを我慢しているのが分かる。私は、心臓に良いという高麗にんじんのエキスを夫の口に運んでみた。

ところが、どうやら病院は、私に帰ってほしいらしく、10時になったら出るように指示し始めた。いくら頼んでも、傍についているのを許さない。規則だからだという。確かにお見舞いに来た人の面会時間として考えるなら、それはいたしかたないことだろう。しかし、私の場合はそうではない。夫の頻脈は一向に良くならない。それどころか、夫は、苦しいのをどうにか我慢している重態の患者である。私は、いつどうなるかわからない患者に妻や家族が付き添うのを禁止する病院があるのかと、非常に訝しく思った。「しかも、何かあったら、直ぐ連絡します」

と言うが、そんなことは気休めの言葉でしかない。土台、すぐに駆けつけることのできる距離ではない。駆けつけたときは、時すでに遅しということもありうる。

夫は、私に傍にいてほしがっていた。手を握っているだけで、安心するのが患者の心理でもあり、それ以上に、夫は「自分を最大限に理解している」私についていてほしかったのだと思う。それは、気やスピリチャリティの面からも正解であるはずだ。

このあたりの分野になると、病院は冷たい。精神と肉体を分離してしまう機械論的な西洋医療の持つ唯物思想がいまだに根底にあるからだ。少し時間がオーバーしてしまうと、今度は、別の看護師が腕組みしてやってきたのには、私も思わず呆れた表情を見せたことだろう。これも、救急車で3時間も待たされた挙げ句、やっと「ドクタートゥードクター」という手段で引き受けてくれたという病院なので、こちらも強いことは言えなかった。

おそらく、通常ガン医療を拒否せず、こんなカタチで病院に入らなければ、重態の緊急入院患者の家族としてもっと思い遣りを持った対応をされたのかもしれない。どこまでも、肩身の狭い思いをするのが、私たちのような「立場」であるらしい。国民皆保険制度は、何のためにあるのだろうか。私の疑問は尽きない。

私は、やむなく機械に繋がれた夫の姿が忍びず、後ろ髪を引かれる思いだったが、仕方なく病室を後にした。心の中は、おだやかではなかった。もしも、何かあったらと考えただけで、もういてても立ってもいられなかった。

私は、家に帰り着いても、一睡もしないで待機していようと決めた。だから、横になって体を休めるが、すぐに病院に駆けつけられるように、眠らないつもりだった。そう思うまでもなく、ちょっとうとうとすることはあっても、すぐに目が覚めてしまい、夫の状態がとても気になった。その不穏な不安感でとても眠るどころではない。いま現在は、大丈夫だろうか。ひどく苦しいのではないだろうか。いつもは、介護用のベッドで体位を変えられるが、病院のベッドは、固定されたままであり、自分では動かせないのだから。

あれこれと思考がぐるぐると同じ回転をし続け、私の不安は高まるばかりだった。そのとき、携帯がうなるように鳴った。5：55という電子文字が目に飛び込む。「ゴー、ゴー、ゴー」なら、いつもなら、面白く思うだろうが、このときは、その想像がむしろ心を凍らせる。携帯には、夫からのメールが受信されていた。すぐに開くとそこには、「苦しいから、できるだけ早く来て」と、書かれている。朝早くこんなメールを打つなど、余程苦しいからにちがいなかった。それを読むと、また居ても立ってもいられない。すぐにでも飛んで行きたかった。

私は、病院の外来が始まる朝一番を目指し、遠い冬道をタクシーで夫の元に駆けつけた。なぜ、私が付き添うことを病院は許さなかったのか…その憤りよりも、とにかく１分１秒でも早く駆けつけ、夫の無事を確認したい思いが先立った。私がいれば、絶対に夫は違っていたはずだ。絶対に元気を取り戻していたはずだ。私の手を握り、私から安心という波動を受け取っていたはずだ。駆けつけると、夫は、相変わらず脈が早く、苦しそうにしていた。なぜ、病院は、こうした患者の心理を相変わらず軽んじるのだろう。人は、ただ肉体だけで生きるのではないとは、どうして気づかないのだろうか。病院は、人間がスピリチュアルな存在だということには目をそらす。見えないものを信じない。

もっとも、私がしたことはそれだけではなかっただろう。私は、いつものように夫の膨らんだ腕をさすり、体をさすり、足をもみ、できるだけ楽になるように介護を続けていただろう。そして、心臓に力を与えるために、高麗人参のエキスを何回か口に含ませることも忘れなかっただろう。とにかく傍にいさえするだけで、違う結果にならなかったとは、だれが断言できるのだろう。少なくとも、瀕死の状態では、どれだけスピリチュアルなものが作用し、励みになるのかをイメージできる想像力をあの看護師たちに持ってほしかった。とはいえ、こう言うのも、一晩中、モニターを監視し、一定の時間ごとに夜勤の看護師が交代で様子を見守ってくれたことに、感謝の気持がないからではない。それは、病院側の仕事ではあるが、感謝の気持は人として当然の思いであろう。ただ、私がいない間に何が起きていたのか、もちろん私には知ることはできないのが無念である。まだ、このときは、どれほど心臓にドレナージ術のストレスがかかっていたのか、私には知る由もなかった。それでも、この夜、おそらく私にも出来たことがあったはずにちがいなかった。そのときの夫には、もはや私だけが「生に向かわせる希望の星」だったのだ。病院は、その「私」を排除した。夫は、機械ではない。にもかかわらず、「量子物理学」に無知な病院は、その夫にいつまでも頑に愚かに「原始的で非科学的な医療」のみで対処し続けている。もしも、私がこの場にいることが許されていたなら、あるいは、夫は、その後の電気ショックやその負担を回避することができた可能性すらあったのではないだろうか。

インフォームドコンセントの「怪」

朝、夫は、二人部屋から個室に移動した。私は、泊まり込みの付き添いを希望した。しかし、このとき、日勤の看護師とおぼしき人の微妙な表情を私は見逃さなかった。それは、こう言っているようでもある。「この人、旦那さんが助かると思っているの?やれやれ、もう一つベッドを入れると、出入りの邪魔になるだけ。ベッドの出し入れの手間もかかるし…」ざっと、こんな感じである。ここでは、「死」は馴れ合いなのか、乾いているのか…命とは何なのか。移動したときには、まだ夫の意識ははっきりしていたと思う。ベッドのことで夫が介護用のベッドはなかったのですかと、聞いていたのを覚えている。その答えは、空きがないというものだった。しかし、どういう理由なのかは定かではない。最初からいつ容態が急変するかも分からない夫にそのベッドを用意する気持が病院側にはなかったのではないかと、私は、いまそんな気がしている。

私は、病室から出て、ふと病棟看護ステーションのあたりの掲示板を見ているときだった。誰かが、大声で叫んでいる。まるで、私にその声を浴びせかけるように。「シュー・キョー（宗教）だか、何だか知らないけどよぉー！」そう言っている声に覚えがあった。昨夜処置をした病室に朝早く現れた医師ではなかっただろうか。私は、振り向きもしなかった。

「宗教って何のこと?」私は、心の中でつぶやいた。この医師の言う「シュー・キョー」には、いわゆる医療も敵対視するような「分けの分からない新興宗教」というニュアンスを感じさせた。それは、そのまま「呆れ果てるよ。ここまで放置しておいて、結局救急車なのか！」という言葉を潜在的に含んでいるのである。そのとき、前日の病棟看護師との面接が脳裏に浮かんだ。私が、看護師に聞かれるまま、夫について「宗教はありませんけれど、宗教的な感性のある人です」と、言ったことを思い出した。自分の夫のことを病院に「宗教的感性が高く、スピリチュアリティーが豊かで、優れたジャーナリストです」と言うのは大人げないので差し控えただけだったが、いまとなれば、それくらいのことは言っても良かったと思っている。もっとも、それも誤解の元になるのだろうか。それにしても、その医師の中で「シュー・キョー」がどうして夫や私につながったのか全く不可解なことだ。

その看護師には抗ガン剤などを拒絶して、千島学説という学説を参考にし、自然療法的な代替療法をしてきたということはもちろん伝えなければならなかったのだが、詳しい説明をしてもその看護師に十分な理解を求めることは出来そうになかった。それでも、どんな健康食品があるのかと、質問してきたので、多少はそうした療法も了解しているように思われ、私は、病院に比較的理解されやすい東洋系の健康食品の名を上げた。ホメオパシーのことは、口が裂けても言えなかった。それこそ、話をややこしくしてしまうだけだと半ば諦めの気持が先立った。

そんななか、医師の許可があれば、健康食品の摂取も了解されると聞き、私は、最もポピュラーな高麗人参エキスの許可を取りあえず得たわけである。

まるで針のむしろに座っているようななかでも、私には不思議なことにさまざまな雑音は耳に入らない。まず夫の命が第一だったからである。そこで、雑音は、一旦私の中でお蔵入りになった。

実は、前日、担当の外科医から治療方針について打診を受けており、これについても即答に近い答えを求められていた。これは、私をさらに落ち込ませるものだった。まさに生死に関わる選択を迫られていた。その中には、呆れることに抗ガン剤治療というものも含まれている。その先は、いわゆる延命治療のための緊急的な処置であった。とくに一番急がさせられていたのは、人工呼吸器を付けるかどうかということであった。前日、看護師からこの答えを早急に迫られたものの、私にはどう判断して良いのか分からなかった。

人工呼吸器は、助かる患者には希望の持てるものらしいが、助かる見込みのない患者にとっては、苦痛を伴うだけ悲惨なものになるらしい。そんな知識は、私には、このとき皆無だったのに、妻であるというだけで、夫の命に対して責任を迫られていた。

これは、酷い話である。この人工呼吸器にまつわる裏の側面を周知していないにもかかわらず、こうして患者の家族は、安易にもイエスかノーかの尋問に即答を求められているのである。患者側は、緊急で入院した場合はなおさら、何の余裕もない。知識を得る暇もない。病院は、そんな患者サイドにいかなる配慮もなく、何故か、十分な説明を果たさない。ただ、形式的にその返答を求めてくるのは、自分たちの責任を問われないために過ぎないのではないか。

私が、答えられないのは、人工呼吸器をつけることが夫にとってどういう意味をもたらすかが分からないからである。夫は、それを望んでいるのだろうか。果たして、それが最善の方法であるのか。苦しくはないのか。ここが最も重要なことであった。しかし、夫の意識は、いまひとつ明快ではない。私に夫の生死を決める権利があるのだろうか。緊急医療に対してさまざまな角度から認識しているわけではないのに、安易に答えるべきことではないのではないか。即答を求められ、困惑するばかりである。ともかく、「夫に聞いてみます」と、言うほかにどう答えたらよかったというのか。

夫の意識はあるものの、半分眠っているような状態だった。その夫を見て、私は、無性に切ない。手を握ると、夫は、話はできないが、しっかりと力を込めて、握り返してきた。そこに夫の生きる力が込められている。それは、いまにも崩れそうな私の心にどうにかして一縷の希望を与えようとする。

その日の午前中、また、医師に呼ばれた。ドレナージ術を受けた夫の容態の説明と今後の治療のことだった。医師の話は、私にさらに冷酷な現実を突きつけることになる。頻脈の治療に電気ショックを施すので、その同意が要るという。このままだと危ないというのだろうか。それもはっきりとは伝えてくれない。私は、いきなり突きつけられた現実にどう答えてよいのか分からないままだ。心の中は完全にパニック状態である。しかも、この医療のもたらす裏の事情も何も分からない。例えば、抗ガン剤を勧められて、どんな壮絶な副作用があるのか、生存率がどれくらいなのか、いっさい説明もされずにいきなり同意を求められているのと同じことなのだ。本来は夫の同意が必要なのに、肝心な夫の意識は朦朧としている。私は、いったいどうすればよかったのか…

医師も、看護師も、緊急事態で突然現れた抗ガン剤拒否患者の家族にはまるで事務的である。むしろ、即答できない私にイライラとしているのがありありと伝わる。十分な説明もなく、誰が答えられるというのだろう！これが病院というところなのだろうか。

私は、医師に、代替医療もこなす外科医の知り合いがいるので、その先生に一度相談したいと、申し出た。すると、医師は、どうやら「代替医療」という言葉にひっかかったらしく、私の言う医師について鼻から「そんなの信用できないよ」といった含みを匂わせた。こうなるなら、もっと夫の書籍や、職業、活動にいたるまで詳細に説明すべきだったのかもしれないと、少し悔やんだ。何も気持が通じない。確かに時間もなく、私がじっくりと説明をしている状況ではなかったのだが、それにしてもあまりにコミュニケーションギャップがあり過ぎるのではないだろうか。

結局、患者やその家族というのは、本当に立場が弱いものなのだと、つくづく思わざるを得なかった。私は、「ともかく、夫が懇意にしている先生なので、一度相談させてください」とお願いするしかなかった。

午後になり、私は、元岐阜病院の外科部長だった酒向猛医師に電話をかけた。千島学説を立証している先生でもある。先にも書いているように、夫と私の出版社「Ｅｃｏ・クリエイティブ」から『隠された造血の秘密』を出版されている。出版後は、千島学説に基づく治療法を広めようと、代替医療や統合医療を実践され、講演活動も数多くされている千島学説研究の第一人者である。先生の『癌を克服するために』（私家版）は、千島学説を分かりやすく解説しながら、気血動の調和をなすさまざまな療法を紹介しており、代替療法を求める患者に好んで読まれている。こちらで企画した札幌でのフォーラムで、先生に講演していただいたりもしている。その際に、同時企画したホメオパシーやフラワーエッセンスのセミナーにも、先生が現代医学の枠にとらわれることなく熱心に耳傾けられていたのを記憶している。

夫は、『ガン呪縛を解く～千島学説的パワー』を執筆していたときに、酒向先生にコンタクトを取り、書籍の中で紹介したことが切っ掛けとなって、交流が始まったのだった。代替医療にも垣根なく話が出来、また正義感も強いお人柄のようである。

夫の容態が変わるにつれて、お気遣いのお電話もいただいていた。私は、この「終末期延命処置」という未知の分野で問い詰められたときに、咄嗟にこの酒向先生のことが脳裏に浮かんだ。

そこで、すぐに電話で確認を急いだ。まず、これからしようとしている電気ショックについては意味があるらしいことがわかった。一方、人工呼吸器は、「自分だったら絶対に望まない」というのが、酒向先生の答えだった。人工呼吸器を付けても再生するよりも苦痛だけが大きくなる可能性が大きくなるということだった。

とにかく、切羽詰まった人工呼吸器への即答要求も、もしも電気ショックで失敗した場合や、何か容態の急変があった場合に即座に使う可能性があったからなのかもしれない。いまは、少しは心の余裕が出て、そうした想像もできる。パニックに陥っていたそのときの私には、いろいろなことをつなげて想定する余裕などあるわけがなかった。

ただ、この人工呼吸器というのは、大きな法的問題が指摘されている。例えば、意識が不透明な患者の場合に、付けるかどうかの意思表示をするのは、患者以外の家族ということになるのが一般的である。ところが、その家族が患者に装着させる判断をした場合に、本人の意思表示がなければ、亡くなるまで取り外すことが医師であっても出来ないそうだ。もしも、本人の承諾なしに取り外してしまうと、「殺人罪」が適用されるという何ともおかしな法律がまかり通っている。

患者は、この処置でたえず苦痛に見舞われるため、意識レベルを下げる麻酔処置が行なわれるらしい。しかし、意識が完全になくなることはなく、装着による苦痛も感じられるという。だから、最低限、いつも眠っているような朦朧とした意識状態にしておく必要がある。

もっと分かりやすい事例が、本人が意思表示のできない認知症の患者の場合だろうか。これなどは、人工呼吸器がかえって悲惨さをもたらすと言われている。一旦、付ける判断をした家族も、取り外しに関しては、門外漢である。なくなるまで外すことはできないので、認知症の患者にとっては、大きな悲劇ともなりうる。まして、家族に知識がなく、医師がそうした説明を怠っていたときには、なおさらであろう。

私がまさにその同じような憂き目に遭っていたのだから、いま考えても怖い話である。酒向先生の言葉がなければ、私も危うく無限地獄を夫に課すことになっていたと思うと、ぞっとする。人生の最期の時まで、苦痛に喘ぐことになりかねない。しかも、その苦しさを訴えることもできなくなるだけでなく、装着によってもはや苦痛の軽減にも限界があるなどとは、強制的に装着させられた患者は知る由もない。さらには、その装着を許可した家族にも判断時には知らされていないのだとすると、それがとんでもない誤りだったとしても、「後の祭り」になってしまう。意思表示が出来ない患者以外に取り外す判断をすることができない仕組みが待っている。もしも、家族がその医療の理不尽さを理解し、早く患者の苦痛を取り去ってやりたいと業を煮やしても、それはかなわない。実行すれば、法的に「殺人罪」の「濡れ衣」を着せられるハメになる。これは、患者にとっても家族にとっても、何と惨いことだろう。

現代医療は、いったい人間のスピリチュアリティーをどう考えているのだろうか。人間は、コンピュータとは違う。息をして血を通わせている。喜びも悲しみも、苦しさも感じる。たとえ、意識が朦朧としていても、苦しいものは苦しい。そのまま、天上に回帰するなら、長い苦痛は無意味ではないだろうか。霊的にも苦しみの記憶が留まらないだろうか。人の尊厳を思うとき、私は、ともかくも理不尽なターミナル処置には疑問を感じざるを得ない。まして、重大な局面を用意している人工呼吸器への知識をどのくらいの人が周知しているというのだろうか。

荒野よ！男泣きしたあの日

その1 生きることを諦めない

酒向先生の返答を参考にして、私は、電気ショックによる処置を承諾したが、このときも、私は、夫の意思がないまま進めるのはおかしいと思っていた。なぜ、夫の意思を尋ねないのだろうか。まだ意識もしっかりしている。私は、医師との面会や酒向先生への電話などで留守にしていた病室に戻り、重たい心を抱えながら、夫に尋ねた。「電気ショックを受けると、早くなっている脈が元に戻るって。受けてみる？」そう言うしかなかった。これでは誘導のようだと思いながらも、夫の承諾を確認したかった。そして、「まだまだ一緒にいたいよ」そう、私は、やっとの思いで付け加えた。

電気ショックの処置のときに私は、病室の立ち入りを許可してもらえず、病室の外で、生きたここちのないまま、ただ待つしかなかった。ときおり、そっとドアを開けて、中の様子を伺うのが精一杯であった。担当の医師のほかに心臓の専門医がいた。もしも、この処置でうまくいかなかったら、やはり、ドレナージ術が体に応えているのにちがいない。やってよかったのかどうかと、そのときの私は、考えるゆとりすらなかった。

30分は経過したのかもしれない。時間も見ていない。私が病室の戸を開けたのは、何回目だっただろうか。今度はしっかり病室に入ると、医師がうまくいったことを私に告げた。私は、心底ありがたく、安堵のほこらを見つけた迷い子のように涙がこぼれて、止められなかった。

1月8日の午後であった。朝の5時55分に夫のメールを受けてから半日も経っていなかった。しかし、私には時空間の境界を失ったような長い一日である。奇しくも、この日は、私の誕生日でもあった。あるいは、この生還は、夫からのせめてもの私へのプレゼントだったのだろうか。これで少し夫の心臓が安定すれば、何とか持ちこたえられるかもしれないと私の心にも希望が戻り始めていた。私は、このときも、絶対に夫は助かるのだと思い、決して諦めるつもりはなかった。

夫は、電気ショックの処置後、しばらく麻酔が効いているらしく眠っていた。しばらくして目が覚めたころに、私が「電気ショックかけたんだよ。うまくいったよ」と、声を掛けたが、夫は、何も覚えていないと言う。私が夫にした意思確認も記憶にないようだった。私との会話も何が起きていたのかも、分からないのだと言う。夫が同意したときの安心しきった表情を思い出しても、それは私の言葉に反応しただけだったのかもしれない。私が説明すると、夫は初めて聞いたように、驚いていた。しかし、あまり話は出来る状態ではない。それ以上、何も語らなかった。ただ、いつものように手を上下に動かすので、私がその手を握ると、夫は、大丈夫だよ、とでも言いたげに力を込めて握り返すだけだった。夫も、諦めてはいないのだと、私はそのとき直感的に感じるのだった。

ともかくも、苦しませずに出来ることをするしかなかった。夫は、食も摂れず、水も飲めない。こんな状況でいったいどうすればよいというのだろうか。単に脱水防止の点滴だけでよかったのではなかったのか。本当は家でそれが出来れば、どんなによかっただろうか。もともと、脱水の点滴を求めて救急車を呼んだのだから、この状況はまったく予想だにしていなかった。

大量の点滴が何を意味しているのかも、後で私は知った。恐ろしく制限のあるなかで、私は、いつも使っていたホメオパシーのほかに、自然療法の著者・東城百合子さんが推奨している「妙法高麗人参エキス」を水に溶かし、酸素吸入のマスク越しに綿棒で口に含ませた。これは、病院の許可を一応は得ている。ホメオパシーの方は、初めから、理解できない領域にいる人々に許可願いをする気にもならない。

不意打ちのような夫の胸水も、自然治癒の可能性は半年前ならあったのだろう。もともと、自然療法で胸水が自然退縮しうるものなのだという決定的な知識に欠けていたことが大きな誤りだったと、いまも非常に悔やまれる。夫がある医師を信用し、その人の「統合医療」を受け入れて、胸水を抜き、またあまりにも多回数のオゾン治療を受けてしまったのが、運命が狂い出した始まりではなかったのか。おそらく医師がわざわざ私たちを運命の7月に呼び寄せた目的に、オゾン治療をした夫のデータを取ることがあったのは確実である。これは、医師本人が語っていることだからだ。翌年の「ホリスティック医療施設」のようなものの開設に先立ってか、この実業家である医師にとってオゾン治療は、統合医療の一つの「目玉商品」であったにちがいなかった。

こう書くのも、ゆえがあってのことだ。その医師が自分の病院内で夫が大腿骨骨折という重傷を追い、転院した病院で私が聞かれるままに答えた内容に大いに関わりがある。夫の「オゾン療法」を進めたその医師は、そのことを私が転院先に告げたのを聞き逃さず、翌朝7時にクレームの電話を掛けてきた。どうやら、私に腹を立てているようである。要するに、「転院先には、決してオゾン治療のオの字も言ってはならない。来年開設する施設も、それによっては許可されなくなる。そして、自分と知り合いであることも絶対に口外しないように」というもので、聞いていると、自分の都合のよいことばかりである。オゾン治療云々などは患者にはどうやら関係のない話であり、私は、大腿骨の転子骨折で苦しむ夫のことでそれどころではない状況だった。ただただ、夫の異変があまりに急激であり、哀れで切なく、何でこうなったのかという思いで内心はまさに「生き地獄」であった。

骨折の起きた原因は、複数絡んでいるように思われる。まずは、敷地内のマンション形式の「滞在型病室」の場所が、エレベータのない3階だったことであり、毎日の診察や治療のたびに階段の昇降をせざるを得なかったことがある。この階段は屋外にあり、炎天下には辛い難行となった。医師によると、筋肉が衰えているから、階段を昇降する運動は良いということだった。しかし、夫は度重なると、息切れも激しくなり、足もだんだん思うように動かなくなっていった。必ず、私の肩を借りなければならない状態に陥っていったのだ。このため、私は、この「滞在型療養」の日々、毎日がたまらない不安に居座られて過ごすことになった。一刻も早くわが家に連れ帰りたかった。

ホリスティック医療を考えている医師の病院にしては、食事は、まったく普通の病院と方針は変わらないもので、私は、酵素玄米をこの道のベテラン、札幌の黒島さんから宅急便エクスプレスで送ってもらい、夫に食べさせていた。また、近くに焼きたての天然酵母パンを買いに行き、できるだけ腸の浄化ができるように務めていた。もちろん、病院食も頼んでおり、二人分のお膳を重ねて、異様なほどの炎天下、階段を往復したものだった。さらには、私の「代替医療」の方針は、様々な症状を見逃さずキメ細かく把握しながら、そのつど対応していくことであったので、私に気を抜く暇はなかった。

この不安と緊張の日々、とうとう夫の足が耐えきれなくなる日が来た。この滞在型を選んでしまったところに夫の不運があるとはいえ、せめて腰と足のレントゲンを撮ってほしいと私は医師に頼んだことは、ついぞ実現しなかった。医師には、その予定はまるでなかったようである。撮っても同じだという言葉を聞いた覚えがある。必要な検査を怠ったのは納得のできることではない。あるいは、骨折の危険があるという警告でもあれば、少なくとも大腿骨骨折は回避できたはずだ。ただ、オゾン治療のときは、非常に熱心になり、デジカメで患部を撮影したり、患部を物差しで計測するなどデータ取りには余念がなかった。医師の言う「生のガン」は、それだけで貴重なもののようだった。それにしても、このドイツ由来のオゾン治療の回数が多すぎたことがガンを進展させたとは考えられないだろうか。そうしたことへの警告も本家本元のドイツではきちんと出されているのではないだろうか。それも、骨折の原因になっていたのではないだろうか。

電話のクレーム内容は、私には、あまりに身勝手なものと思われた。なぜこの医師を信用したのか。夫は、この医師の本の出版を頼まれたことから交流を始めた。しかも、この医師は夫が夢みていたのとは違うがホリスティックな医療施設を作るそうで、それについても夫に相談を持ちかけていた。夫は、『ガン呪縛を解く』を書き上げてから、千島学説的な治癒法を実践出来る医療施設がどんなに小さくても作られたらいいと、夢みており、企画などの相談を受けたときにその夢の一旦を何と皮肉なことにその医師に託してしまったようでもあった。ことによると、その敷地の片隅にでも、じあいネットのスペースを借りて作れたらと思っていたのかもしれない。それが、「酒呑童子村」構想とも重なる。いわゆる時の権力者から睨まれた貧しき者の見方であった英雄、酒呑童子の本当のストーリーがそこには込められている。そこに夫が見ていたのは、フランチェスコが荒野に貧しき者とともに小さな手作りの教会を建てるまさにその姿であったろう。

その２「千と千尋の神隠し」の世界

すべてが場違いであった。夫は、転院先の病室でその医師から電話を受けた。手術する前日である。夫に依頼していたすべての仕事を引き上げるということであった。夫の手術には、生命の危険が伴い、リスクのあるものだということはこの医師にも重々分かっていたことであろう。しかし、この医師には、お金や名誉に比べて生命も存在も軽いものなのか。よりによって、命がけの手術の前日に電話をよこしたのも、自分の病院で骨折した夫のことで後が面倒なことにならないようにいろいろ計算をしたからなのだろうか。この人は、いつもなら、「(利害のある) 大事なお客」は必ず空港まで運転手を頼んで送迎をさせるが、このときの電話はいっさいの交流を断つという意味合いに聞こえた。

夫は、異郷で大腿骨骨折というこうした予期せぬ災難に見舞われたことに、かなりのショックを受けていた。夫が転院した先の病室で流した涙を私は決して忘れない。夫が涙したのは、それまで見たことがなかった。共感や同情などで目頭を熱くするようなことはあっても、そんな風に涙をこぼす夫を私は見たことがなかった。そこに追い打ちを掛けるごとく、医師は、利害に聡い電話を夫にしてくるのだった。これでは、「あんたはもう死ぬかもしれないから、さっさと役に立たない人とは縁を切らせてもらうよ。オゾン治療のことでもいろいろ後が面倒になりそうだからね」と言っているのと同じである。

さらにこの人の徹底していることには、帰札する際に、夫が「いつもの運転手さん」に個人的に仕事として空港まで送ってもらえないかと依頼したのを嗅ぎ付け、この運転手に「稲田と関わるな」と言ったというのだ。その地があまりに交通の便が悪いことに加え、夫は介護なしには帰れない状態になってしまっているというのに…。夫が何をしたというのだろう。たとえどうお願いしても、命乞いをしようとも、この人の態度は変わらないのではないだろうか。命よりもビジネスなのか。そこから流れるお金と名誉には血は通わない。私たちは、「食べ捨てのグルメ」などではない。

どう考えても、だれも知る人のいない異郷の地で私たちは、四面楚歌のような状態になってしまった。

決して許されざる欺瞞を私は、この医師に感じざるを得ないのだ。なぜ、そういう人物が「ホリスティック医療」をしているのか?それにしても、何も、この地に呼ばれなければ、決して来なかった異郷の地である。この医師にとって大切なのは自分の「ホリスティック医療」ビジネスであったのかもしれないが、夫はそれによって命をもぎ取られてしまうことになったのではないのか。それはまぎれもない事実ではないのか。

まして転院先には「自分とは知り合いでないことにしてくれ」とは何という言い草だろう。通りすがりの患者であれば、何をしても責任も何もないということになるのも、おかしな話であろう。見知らぬ患者であれば、夫がオゾン治療を受けて、まずいことが起きていたとしても、医師がそれを握りつぶすのは簡単だということなのか。こんな小細工などしていったい何になるというのか。

もっとも、この医師にとってみれば、必死だったようだ。夫の骨折の責任を逃れるには、手術までに私たちとの関係を断つことが一番の良策だったのかもしれなかった。もしも、失敗してそのまま夫が不幸な転帰という事態になったときに、知り合いであれば、何かとややこしい問題からそう簡単に逃げられない。面倒なことに巻き込まれないとも限らない。少なくとも、転院先に「講演旅行で急に具合が悪くなったので単なる患者として某医院に入院したに過ぎない」と私に口裏を合わせさせようとしたのも、骨折の本当の原因を追求されることのないようにしたのではないのか。まして、この医師は、ガン患者への「希望の星」のようになっていた夫の影響がその地でもあることを知っていただけに、「オゾン治療のオの字も口外しないように」と、私に何度も強調したのであった。

小さな街で起きた夫の治療の失敗は、その後の「ホリスティック医療施設」の運営にまで陰を落とすと考えたのだろうか。どうやら、何やら不味いことがあるのか、それを、言葉の端々に匂わせていた。「来年の建設の許可が降りなくなったら、私の苦労も水のアワだ。私の運がいいのは、今年までと言われている」などと言う言葉には耳を疑いたくなった。これが、医師の言うべき言葉だろうか。医師を信用し、この地に来て入院治療を受けながらも、夫は、生命にかかわる大腿骨の骨折に見舞われ、その後短期間のうちに亡くなったのである。

そこは、まさに自らのアイデンティティが喪失された「千と千尋の神隠し」の世界であった。夫にも、私にも極めつけの荒野であった。(『ガン呪縛を解く』のエピローグに詳細を書き記し

ているので、ご高覧願いたい）

ただ、一つ辛い救いがある。それは、骨折した夫の体験を通し、「人体実験」さながらの「オゾン治療」をガン患者にこれ以上この「統合医療」施設で受けてはいけないという警告を発していることである。ガン患者の方たちの情報収集は早い。私たちのＨｐを見て、訪ねて来られた方も何人かおられた。私たちの部屋には体調が悪く寝ている夫をお見舞いがてら、よく訪問があったのだった。

しかし、あれほどの回数のオゾン注射をまとめて受けたのは、夫以外には、抗ガン剤などの三大療法で見放されたあるガン患者一人であろうか。幸運にもそのとき延命されていたこの方の情報から、夫にオゾン治療による末期ガン改善の希望がもたらされたわけで、それは、結果的に大きく夫の運命を変えてしまった。

私は、いまでも、この医師が夫の大腿骨骨折以降、態度が急変させたことを驚きの念とともに非常に訝しく思っている。確かにオゾン治療は、ドイツでは保険診療もされており、その投与基準量などは厳格に守られていると思われる。多量に施せば、活性酸素が増え、どういうことになるのか、医師ならば分かっていたことではないだろうか。だからこそ、転院先の病院に「オゾン治療の末、骨折したのではないか」と疑がわれ、自分のビジネスに大きな支障となるのを恐れたために、私に口止めをするだけでなく、自分と夫が知り合いであることをことさらに隠蔽しようとしたのではないだろうか。実際にショックだったのは、私たちにしてみれば帰途の頼みの綱であった顔見知りの「運転手」から「先生から稲田に関わるなと言われている」という「告白」を聞いたことである。生命に関わる大骨折のあとには、一夜明ければ信頼関係にあったはずの医師から、追い打ちをかけるようにエゴイズムとしか思えない「カルマ」に翻弄されることになったわけである。人というのは分からない。

それにしても、この骨折は、実は過剰な「オゾン治療」のせいではなかったか。そんな疑いが私の中に芽生えている。当初は、『ガン呪縛を解く』のエピローグに書いたように理不尽な階段の昇降の影響に限局していたが、これだけではなく、さらにこのオゾンの過剰投与が影にあったのではないかと、しきりに思われる。

医師から患部のデータを取りたいということはあらかじめ聞いていたが、これは、患部にオゾンクリームを湿布し、その変化を記録するというものだ。しかし、杜撰とも思われるオゾンガスの過剰投与は話が大きく違う。医師がなぜ夫の骨折以降、私たちから逃げたのか、そうした欺瞞的としか思えない自己保身の理由と関連性はないのだろうか。

いまとなっては何もかもが後の祭りだとは、思いたくない。夫を応援し、その不可解な回帰を惜しみ涙した多くの人々のためにも、なぜ突然夫の容態が急変し、回帰したのか、真実は書かねばならない。それが私の夫への責務でもある。

過失？夫の介護現場を目撃

夫の骨折は、6月、7月に受け続けた過剰なオゾン治療終了後の2010年7月25日の朝のことだった。

夫は、その半年ほども前にすでに、千島学説的な「ガンとの共生」や「治癒」を「旗印」にジャーナリストとして活動することには意味を見出しながらも、どこかで区切りをつけ「完治宣言」をしてしまいたいというどうしようもない焦りを感じていたのではなかっただろうか。そのころは疲れの回復も遅く、体調も決して良くなかったため、なお一層、焦りは内面深く、潜在化していったのではなかったか。だから、某研究会でたまたま知り合った医師が行なっていた「オゾン療法」に賭けてみようと、相手の医療がビジネス指向の強いものであることを知ってか知らずかそこに突っ走ってしまったのだろうか。

もっとも、その医師に「ホリスティック医療」施設を作る相談をされたときには、子どものように純粋なところのある夫は、すぐさま長年夢見ていた「酒呑童子村」構想を脳裏に思い描いたようであった。それは、主として行き場を失ったガン患者をはじめとする人々の駆け込み寺のような機能を持つ共同体のことである。広大な敷地の一角を借りられれば、「ユートピア構想」も夢ではない。医師は、夫の話をただ空想話としか思わなかったのだろうか。そのときには、私ですら、その真意を図りかねた。当の夫は、と言えば、当然心を躍らせていたようだった。

さて、これより遡ること2年、実は2008年に、夫に共感された山田バウさんの発案と協力で「ソマチッド基金」が設立されると、夫の活動もさらに本格的になっていった。この基金で夫はカナダにガストンネサーンを訪ねたのだが、その時差のある旅の疲労回復も遅れがちななか、帰国後ほどなくして事務所であるドームの屋根から作業中転落するという思わぬ事故に見舞われた。このとき、後々骨ガンになる一つの遠因になったらしい背骨の圧迫骨折をしている。

しかし、回り出した回転軸は止まることを知らない。どんなに疲労していても、ガン患者の人々の期待に応えるように活動を続け、きちんと「仕事（使命）」をこなそうと躍起になっているのが分かる。それでいて、講演などでメッセージを伝えるとなると、あまりに活き活きと元気になるのである。そんな夫を見て、夫の生き甲斐を奪うのは、夫の生きようとするパワーを弱めてしまうことなのかもしれないとも思い、私の方は何とも言いようのない複雑な気持であった。ある意味で、夫は、多くの人々と何かを分かち合うためにこの世界に出てきた魂であったのにちがいなかった。

おそらく執筆だけでは飽き足らないというのが、夫の本音だったと思う。だから、私が望んだように、体に負荷のない生活のなかで執筆しながら、自然界の中を遊歩する日々を送ってはくれなかった。常にクリエイティブな自分自身を作るために、新しい風を求め、進化することを求めた。社会にあってそれを実現するには、穏やかな生活ではだめだったのだろう。

魂の本質には、あくなき進化を求める性質があるのかもしれない。それは、人によって、生き方などが異なっているように、求める進化の内容にもそれぞれ違いがあるように思われる。だから、夫は、「変化とともにある進化」を受け入れていた。「起きることにはすべて意味がある」と言っていたことには、彼の身も魂も入っている。

だからこそ、夫は、不可解な大腿骨骨折にも、リスクの大きい手術にも耐え生還を勝ち得たとも言える。

だからといって、夫が運命論者だというのではない。それは違っている。そこに彼自身の選択というものも否定されてはいないからだ。別な言い方をすれば、彼は演繹的にも帰納的にも体験論者であった。ただ、これには、当然和歌山の事件のように「悲劇的なこと」も含まれてしまうのであり、それが私には非常に辛いことであった。ところが、大方のことは不思議に２人で乗り越えて来られたのに、最期の日々は、さらに何か別の意思が働いているようで、それまでとはまた勝手が違っていた。言うならば、何もかもが違っている。まさに究極の体験をすることになった未知の荒野が広がっていた。

ところが、最期の病院でも、さらなる究極の体験が待っているとはだれが想像できたことだろう。

ほぼ毎日、娘たちも夫の容態が気になり、病院を訪れていたが、２０１１年１月９日には夫の兄が埼玉から駆けつけ、酒向先生ご夫妻も千葉からお見舞いに急遽来られた。夫は、意識ははっきりしているので、誰が見舞ってくれているのかも分かっていた。何気なく接する酒向先生に、夫も一つの安堵感を持ったようにも思われた。少なくとも、夫は、持ち前の生命力そして哲学的でもあった「オプティニズム」からこの瀕死の状態をそれでも脱出できるのだという望みを持ったのではないだろうか。とくに、９日の日は、容態が少し持ち直しているように思われ、私もほんの少しだけ希望が垣間見えたような気がしていた。それは、つかの間の穏やかな時間だった。

もっとも、時折、気管支に痰が詰まるのを機械で吸引しなければならず、それが苦しそうなのが見ていても辛い場面であった。この処置は、体力のあるうちだけ許されるものだと言わねばならない。

夫は、誰が来ても話すことはできないが、意識はしっかりとしており、私には筆談で意思を伝えていた。本当は、私は内心一種の慢性パニック状態になっていたのだが、それでも、希望を捨てるつもりはなかった。そこで、懇意にしていたホメオパスの久恵さんに緊急時のホメオパシーで良いものがあるのかどうか聞いたりもした。すると、仕事の帰りにお見舞いがてら、病院まで来てくれた。さすがに夫の姿を見て、久恵さんもショックを受けたようだった。帰り際に、夫に「いろいろなことを勉強させてもらって、ありがとうございました。この経験がホメオパスになった私にとても役に立っています」というようなことを少し涙ぐんで話しかけ、それを深く心に受け止め頷く夫と最後の握手をした。

10日は、下の娘の成人式だった。娘は、準備を上の娘に手伝ってもらいながら自分たちで何とかこなし、成人式には友だちと一緒に出席したようだった。式が終わると、しばらくして下の娘と同い年の子がいる私の友人と一緒に、病室を訪れた。娘がかなり辛い気持を抱えて来ているのは、私にも十二分に伝わる。友人も、古くから夫のことを知っているので、お別れに来てくれたようだった。夫の手を握って、病室を後にした。

夫は、この日の朝、「成人式、バンザーイ」とメモを書いていた。どんなに娘たちのことも気がかりであったことだろう。しかし、私は、思うのである。夫は、私と同じように、このときも、まだ諦めていなかったのだと…。10日は、賑やかだった。夫も、少し小康を保っているように見える。

夫の兄は前日、埼玉から飛んで来ていた。義兄は、翌日病室に入ると、できるだけ不安や心配を見せないように、普段と変わらない様子を装っていろいろな話をしていた。しかし、夫はこのときすでに声を出す力がなく、命の灯も消そうとしていたなどとはだれも想像もしていなかった。夫は、頷いて聞いているだけであるが、前日よりは安定した容態に見えた。いま思えば、あるいは長い時間人の相手をしているのも本当は辛かったのかもしれなかった。夫が黙っているので、必然的に義兄の会話の矛先は、次第に私に向けられるものになった。

それでも、つかの間の安堵の吐息をついたその日は、久しぶりになごやかな空気が流れていた。さらに、この日は、前日に引き続き、酒向先生ご夫妻が再度のお見舞いに来られた。私の電話ですっかりご心配をお掛けしてしまったが、先生は、昨年のまだ話のできるうちに夫の見舞いにわが家を訪れる予定であったのに、としきりに残念がられていた。前年の10月、世界的なプロポリス研究者の松野哲也先生（元コロンビア大学の教授）がアメリカからセラピストの女性と一緒に家までお見舞いに来てくださったときなら、確かにまだたくさん話も出来たかもしれなかった。松野先生とは代替医療としてのプロポリスで御縁をいただき、その後、講演活動や書籍の執筆をともにしている。さて、それでも、夫は、酒向先生が来られたのも、話せなくとも、しっかりと分かっていた。

前年、夫は酒向先生の『隠された造血の秘密』（Ｅｃｏ・クリエイティブ刊）の出版記念講演会を東京で開催し、夫もともに話したことがあった。夫が編集し出版したその書籍への思い入れも当然大きなものがあったのだろう。会場には『ガン呪縛を解く』の夫の話、千島学説を証明する酒向先生の書籍の出版とあって、夫を慕ってくれていたガン患者はもちろん読者の方々が全国からたくさん参加し、満席状態だった。

病室の夫は、千島学説的治癒をして酒向先生とも元気に話せる自分でありたかったとどんなに思っていたことだろう。それでも、私が、ともに志を同じくした酒向先生が来られることを伝えると、夫は身動きできない状態の中にも、その表情が少し和らぐのが見て取れた。

穏やかな一日ではあったものの、実は、この日の朝、ちょっとした出来事があった。夫の点滴が漏れていたので、シーツ交換を病棟の看護ステーションにお願いしたまではよかった。問題は、その後に起きた。ドレナージ後の容態を知っている看護師なら、承知していたことであろう。ところが、シーツ交換に来たのは、「介護士」なのか助手なのか定かではない二人の白衣を来た人たちだった。まるで、丸太を持ち上げるように仰向けに寝ている夫をいきなり真横にしたのである。夫は、思わず、苦悶の声を上げ、それは、病室の外に追い出されていた私や義兄の耳にも届くほど、鋭いものだった。慌てて、私は、病室に入り、何をしているのかを問いただした。義兄も、驚いて私の後に続いた。前夜の看護師たちが、夫の体勢を変えずにシーツごと持ち上げてそっと寝具類を整えていたのを私は見ていたので、その二人の人物がしたことが到底許しがたかった。これが介護の実態であるなら、尚さら再考すべきである。

患者は、みな同じ状態ではない。そのときの一人が、「何が悪い」といった口調で「こうやると、苦しいのが一瞬で終わりますから」と、開き直って、夫にも私にも謝ろうともしなかった。無言のまま、苦痛に耐えている夫の気持をこの二人は理解もできないようである。そして、現場を見た私のはっきりとした義憤にふてくされて、「じゃあ、やりませんから！」と、吐き捨てて出ていった。私は、その白衣の後ろ姿を呆れ果てて、見やるばかりだった。このときばかりは、私は、腹に据えかねたので、我慢せずに病棟の責任者にはっきりとクレームを付けた。

形式的だというのは否めないが一応の謝罪は、その後看護師長らしい人からあった。それでも、実際に不適切なマニュアルを断行した本人たちの謝罪は一切ない。臨機応変な対応や応用のできない人材に介護などというデリケートなセンスを求められるケアができるはずがない。患者にとっては、こうした見えない部分で病院全体の良し悪しが決まるのである。看護や介護ほど、センスと判断・洞察力の必要な仕事はないにちがいない。

私は、この白衣を着た「介護士」もどきの二人が謝罪をするどころかふてぶてしく立ち去ったその後ろ姿を忘れられることがあるのだろうか。夫は、翌日、天界に回帰した。

「陽子がいるから、生きていける」

その1 最後の自然療法…絶対に助ける！

たまたま私がいたから、その現場に立ち会い、何が起きたのかも把握できたのである。もしも、第三者がいなかったら、夫のような患者は、この手の「介護士」にいいようにされてしまっても、何も言えないし、逆らうこともできないことだろう。思えば、入院第一日目に、夫の状態を見て、私が付き添いたいと強く求めたにもかかわらず、その気持をはね除け、病院側が頑強に「病院の規則」を持ち出し、患者がいてほしいと望んでいるその妻を追い払ったのも、理由のないことではないのかもしれない。つまり、知られては困る事態が起きたときに、妻が傍にいては真相を知られてしまうからである。こう私が勘ぐっても、自然な感情のように私には思われてくる。

また、夫の状態は、別の意味で私が一番把握していたのも事実であり、そのために私は、夫が望むようにずっと夫の手を握っていたかった。それは、カタカムナ的に言えば、「アマウツシ」ということになるわけであるが、こういう宇宙的なスピリチュアリティーを規則でがんじがらめのこの病院の人たちに言っても何をか言わん、であろう。さらに誤解されるだけであっただろう。

腕組をして病室に入ってきた中年の看護師に、私は、「車で娘たちが迎えに来ることになっているが、家も遠く、吹雪で時間がかかっている」と、事情を話した。それでも、すでに門限が過ぎていることを盾に取って、その看護師の態度は、相変わらず頑なものであった。これが病院というところなのだろうかと、つくづく呆れ、嫌気が差した。それでも、私は、夫のために穏やかに応じる努力を続けた。

ある看護師は、「何かあったら、すぐに連絡しますから」と、言うのだったが、何かあったときには、もう遅いではないのか。しかも、わが家は、この病院とは東西対極の端と端である。ヘリコプターで飛んで来られるわけでもないのだ。私は、言葉を堪えた。救急車で3時間も放置された後だけに、やっと夫を引き受けた病院に対し、強い態度に出られない。しかし、この看護師や若過ぎる看護師リーダーも、もしものときに瀕死の患者が家族と引き離されたまま「不幸な転帰」をすることには何のシンパシーも持っていないようにすら感じられた。知り合っていない初対面の患者と家族には、何もかも乾いている。夫はアンドロイドなんかじゃない。こんなことが許されてはたまったものではない。このとき、本当に、患者も家族も「弱者」なのだと心底思い知らされた。

そもそも、こういう理不尽な規則というのは、病院側の都合で作られた合理的な手段に過ぎないものだ。患者サイドの有意な視点は皆無である。私がずっとついていることで微妙な生存ラインにいた夫の心臓が安定した可能性もないとは言えないのだから、なおさらである。電気ショックなど使わずに済んだ可能性もある。ただ、担当だという一人の看護師の意識に他の人とは少し違うものを感じ取ったこともあり、私は、仕方なく、この人に任せて帰るしかないと諦めるしかなかった。

もしも、在宅で「望む介護医療」を受けられることができていたら、おそらく救急車で病院捜しを仕向けられたあの3時間も、ドレナージも電気ショックも何もかもあり得なかったのではないだろうか。

私は、夫が苦しむのを見ていることはできなかった。もしも、ドレナージが苦しいなら、そして、痰がつまって息ができないなら、少しでも楽になるようにしてあげられる方法を編み出そうと考えていた。例えば、痰が詰まると、病院は、鼻や喉から管を入れて吸引をするのだが、これはどうやら患者には相当な苦痛を伴うようだった。そこで、私は、そんなことを頻繁にするくらいなら、床暖房のせいで乾燥しきっていた病室を潤すのが先だと思い、加湿器を看護師にお願いした。そうしたら、詰まっている痰の通りがよくなるかもしれないと、私は考えたのだ。するど、その看護師は、「酸素吸入をしているので…」と言いながらも、病室についているお風呂に湯を満たした方が早いかもしれないと、アイディアをくれた。確かに、部屋全体の乾燥は緩和されることは事実であろう。入院して間もないが、少しずつ私の意識を病棟の看護師が理解し始めていた。その日の夜半も、私は、起きており、水分が溜まってしまった夫の首のあたりから腕にかけて、根気よくマッサージを続けた。夫の呼吸は楽になって、胸から聞こえていたゴロゴロとした音が消えた。痰がからまなくなっている。私は、ほっと安堵の思いに充たされた。時折、夫が、手をぽんぽんと上下にするのを見逃さない。夫の手を握ると、その手からは「大丈夫」と言うように、命の力が込められた。その手に励まされて、私は、まだ諦めまいと思った。

翌朝、夫の状況は、胸につかえる痰の音も聞こえず、随分良くなったように思われた。握る手の力も、しっかりしている。しかし、これが分かるのは、備え付けのモニターでもなければ、医者でもない。夫も、多少の力が出たのか、酸素マスクを持ち上げながら、「陽子は、すごい人だねぇ、陽子さまさま、だよ」と、あまりに大きくはっきりした声で言ったのに私は、驚いた。そんな言葉を聞くのは、何だか切ない。「何言ってるのよ〜。そんなことより、早く良くなって。でも、今日はしゃべれるね。昨日よりよくなってるから、あんまり無理しないでいいからね」と、私は、思わず言葉を返した。

その朝の夫は、意識もはっきりしており、もっと話したそうだったが、それ以上、何も発することができなくなった。あんなにはっきり大きく声を発したのに、口をつぐんだままになった。夫は、私の手を強く握った。それから、ほどなく、夫の手からはやっと保っていた命の灯がすうっと消えゆくように一瞬のうちに力がなくなり、と同時に意識も薄れていったのだった。とても自然にそれが起こった。夫は、どうしたというのだろう…。今日は、絶対にもっと楽にしてあげるね…。自然療法で体を温めてあげるね…。

いつかの介護の日々、夫は、「陽子がいるから、ぼくは生きていける」と言ったことがあった。いつも言ったことのない言葉だった。どういう意味なのかとふと、思い出すたびに考えていたが、日が経つにつれて、そんなことをぼそっと照れずに言った夫の真意が理解できるのだった。夫は、私の気持に応えるように生きていてくれたのではなかったのか。すでに生きるのが辛くなっていた日々、私の思いに応えて、一日一日命を延ばしてくれていたのではなかったか。夫も、辛い最期の日々、そんな風に生きることを諦めてしまうような日々が何度となくあったにちがいなかった。

私が夫の最期となった言葉をいまも思い起こすとき、「陽子がいるから、ぼくは生きていける」と言ったその言葉がなぜか脳裏に浮かんでくる。

ベッド脇のモニターを見ると、明らかに異変が起きていた。午後になると、私が病室を出た隙に、モニターの電源が切られていた。病棟の看護師がそうしたのか。私にその状態を見せまいとしたのかもしれなかった。私は、何度も電話で夫の状態を相談していた治療師で元看護師の気田さんにその日の夫の状態を知らせた。実は、入院してからも、何度か来てもらい、温熱の施術をお願いしていた。11日の午後、訪れた彼が、モニターの電源を入れてくれた。そして、もう一人、私は、ご自分が開発した鈴足法を実践している鈴木さんにも知らせ、足もみをお願いした。ともかくも、何とかしなければならない。私は、娘たちに、自然療法の「生姜の全身湿布」による温熱療法をお父さんにするからと言い、その道具と生姜を用意してもらった。急を聞いて、二人の娘と私の実家の母が病室に駆けつけた。私の母は、私の留守にも娘たちの食事など折にふれ世話を焼いてくれていたようだった。ホメオパスの久恵さんからは、上の娘に緊急のホメオパシーを何種類も託された。お金は要らないという。気田さんも、鈴木さんも、同じだった。

みんなが、力を振り絞って、最後になるかもしれない夫のケアに力を入れた。私は、不思議なことに、このときもまだ夫を死なせまいと諦めることはなかったのだ。だから、「自然療法」に従い、生姜湯で暖められたタオルで夫の全身を包み何度となく湿布した。すると、次第に、皮膚から体に溜まっていた二酸化炭素が排泄されてくるのが目で見て取れた。それでも、夫の足には、否応なくうっ血が出現してくる。気田さんは、夫の腕と首のあたりを中心に温熱療法の施術を黙々としていた。気功と足揉みの第一人者である鈴木さんは、気を入れながら夫の足裏のツボや足指を揉んでいる。娘たちも、大切で大好きなお父さんに最後の湿布をするのだった。

モニターの針が大きく揺れる。意識のない夫が突然目を開けて、大きく全身を前方に揺らせた。私は、こういう場に遭遇したことがないので、少し不安になっていたが、気田さんは、「急に血液が心臓に流れたから、こうなるだけ」と私に説明した。これは、それまで滞っていた血液の循環が始まったと見ていいのかもしれない。

夫は、少し持ち直したのだろうか。みんなが面会時間の終了とともに病室を後にした後、私は、持参していた妙法高麗人参エキスやら久恵さんから託されたホメオパシーを水に溶かして、綿棒で夫の口に含ませる準備をしながら、夫を見守っていた。夫は、とても安らかな寝息を立てて、眠っている。その様子は、私の心にもしばしの安らぎを与えるのだった。

こんな幸せなひとときを神様は、用意してくれたのだ。しかし、少し気になることもある。それは、医師が最後に夫に使った「薬」のことである。

担当だった医師は、気田さんが看護師として以前働いていた病院で一緒だったという。気田さんはこの医師を尊敬しているようだった。夫の施術が終わった後で、気田さんはこの医師に挨拶に行ったらしく、しばらくすると、気田さんと医師が病室の前に現れた。私が応対に出ると、二人とも目頭が心なしか少し濡れているように見えた。医師の方は、気田さんから、夫についてさまざまな事情を聞いたのだろうか。それは、定かではないが、緊急の際の治療法の選択で私を問い詰めていたその同じ医師の態度とは雲泥の差である。随分違うものだと、そのとき正直思ったものだった。

このとき、医師は、私に問うた。「稲田さ〜んって言ったら、は〜いと少し意識もある状態で、クスリを使うけど」どうかと言う。私は、夫が安らいで眠っているので、少し安堵感を持っていた。気持のゆるみもあったのだろうか。しかも、今度は、この医師の言い回しは、まるで「麻酔薬」である。私は、夫が少しでも苦しまないなら、そしてその「クスリ」が夫の命を奪うものではなく、安逸にするだけのものなら、という解釈をしてしまい、その医師の言葉に曖昧ながら承諾をしてしまった。私は、日が経つにつれて、その薬の意味が気になってきたのである。

その2 なぜこんなことが許される？

その夜、夫は、意識が戻ることはなかった。手を握っても、いつもなら、ぎゅっと握り返してくるのに、それは二度となかった。それでも、先ほどみんなの気が集まった代替療法の効果があってか、夫の寝息はずっと変わらず安らかだった。きっととても疲れていたのだろう。そのとき、いままでになく安らいでいるかのように思われた。

それは、何時だったのかはわからない。、夫の喉元からあのゴロゴロとした音が聞こえ始めた。私は、夫に用意していたレメディーやそれとは別に高麗人参のエキスを溶かしたものを夫の口に含ませようと思っていたところだった。そのとき、ある若い看護師が病室をのぞいた。私は、その人に綿棒をお願いし、何気なく私のしようとしていた処置をしてもらえるか、尋ねたのだった。それは、やはり素人の私が虫の息のようになっている夫の酸素マスクをはずすのが心もとなかったからである。私とて、経験さえあれば、もう少し何とかやりこなせるのにと思いながら、若くても一応は「看護師」であるこの人に頼むことにした。

ところが、この人は、何を思ったのか、私の方に近づき、思いっきりぶつかって来た。顔は、病室に入ってきたときと同じ表情であり、笑顔であった。ぶつかった瞬間に私の手が大きく揺らいだ。エキス入りのお水が小さな容器からこぼれた。その人の手は拳になっているが、笑顔であった。その笑顔のまま「あら、ごめんなさい」と、言ったのだろうか。そんな軽い調子であった。私は、そのエキスについて病院から許可を得ているものだと説明した。その人は、私の代わりに夫のマスクをはずしながら、エキスを含ませた比較的大き目の綿棒で口の中を少し強い調子で拭くようにした。

さらに、私は、もう一つの容器を手に持った。すると、その人は、同じ動作で私に再びぶつかってきたのだ。手は、不自然な握り拳を作ったまま、まったく同じ体勢であった。表情も、まったく同じである。奇妙にも笑顔であった。だから、私の持つ容器がぶれて、中のホメオパシーの溶液がこぼれたのも、その前にエキスがこぼれ落ちたときと、まったく相似の「事件」となった。私が目撃したのは、不自然なほど同じ体勢、動作であった。私は、咄嗟にこの人の底に流れる意識を読み取らざるを得なかった。それにしても、何ということをしてくれるのか。

不自然なのは、その看護師が人にぶつかり、容器から内容物をこぼしておきながら、何ら気遣う風もなく他人事のように笑っていることだった。申し訳ないことをしているという感情のかけらもこの人からは感じられなかった。

この間にも夫は、喉と胸のあたりから痰の詰まる音を立てていた。すると、その人は、すかさず、吸引を始めた。私は、夫が管が入るのを少し頭を振って嫌がるので、躊躇したが、その人は、かまわずにぐいぐいと管を入れていく。夫には、意識があったのではないのか。意識レベルは高くはなくても、意識はあったのだ。痛さ、苦しさを感じる意識はあった。この看護師のセンスを私は、もっと早く疑うべきだった。私は、自分の直感を信じるべきだった！後悔しても、もう遅い。

この人の粗悪なセンスのせいで、夫は、息をもぎ取られた。私が制したのに、吸引は執拗なほどであった。「この方が楽になりますから」と、言ったのだろうか。脈拍が急激に下がっても、この人は、「また上がってきますから」と、何を根拠にしてか平然としている。そもそも、瀕死の状態でも小康を保っていた夫に強引に機械吸引という「荒技」をすることが適切だったのかすら、非常に大きな疑問が残る。おそらく不適切な処置行為であったのは明白である。あるホスピス医は、死に逝く人への「拷問」とさえ表現している処置法である。あるいは、ホメオパシーやフラワーエッセンスなどを使う「緩和ケア」もおそらくあったのではないだろうか。もしも、アロパシー絶対主義である医療に変革がなされていたら、終末医療はもっと別な穏やかで安らぎのある顔を見せているのではないだろうか。

夫は、その看護師に大胆にも酸素マスクを外され、息を強引に肺から抜き取られていた。もはやその状態では空気を吸うこともできない。とうとう夫は、生きることを諦めてしまったのだろうか。モニターには直線が現れているではないのか。私は、その一瞬を決して忘れ去ることはない。芳弘は、ほんの一瞬だけ苦しそうに顔をゆがめ、そのまま息が途絶えた。

事実を言えば、この看護師が夫の命を「奪った」のだ。ここで起きたことは、夢でも幻でもない、正真正銘の事実だ。この若い看護師は、自分の未熟さゆえの過失に自覚があるのかないのか、ことの重大さに気づくのも不自然なくらいに遅かった。ようやく慌てて、医師を呼びに行ったが、この看護師の行動はあまりに出来過ぎている。信用する私の心の隙をつき、あっと言う間に夫の生命を終わらせてしまうなどと、誰が思うだろう。これが、もしも故意だと言うならば、天に、唾をはきかけたことになる。

いったいこの未熟さは、何なのだろう。いや、生命を軽く見過ぎているのか。私から見ると、この人の一連の判断力は、もどかしいほどに幼稚だ。何も分かっていない。思うに、看護学校を出て、20歳やそこらで実務に入る看護師の世界も、改善が必要なのかもしれない。専門学校にはそれなりの実践的な良さはあると思われるが、実は不足しているのは、人間の生命をどうみるのかという徹底的に思索をする哲学性だ。そして、それによって得られるセンスと認識力ではないだろうか。その意味では、人間としての体験不足を補うためにも、2~3年教育期間を延長し、専門領域に限定せずに総合的な人間教育をこの看護師養成期間にあってしかるべきではないだろうか。この看護師を見ていると、全人的医療であるホリスティック医療など、おそらく不可能に近い。

看護師が医師を呼びに行っている間、私は、どうしてよいのかわからないまま、久恵さんが苦しいときには振りかけてもいいと言っていたフラワーエッセンスの「レスキュー」を咄嗟に手に持ち、とにかく夫の顔に降り続けた。そして、ほんの一瞬、夫は私だけのために奇跡を贈ってくれた。夫が、息を吹き返してくれたのだ。一瞬だけ私を奇跡の世界に連れて行ってくれた。

しかし、それは、長く続かなかった。医師が駆けつけてきたときには、夫の脈拍はなかった。

医師は、電気ショックを施した。

このとき、夫は、すでに天に帰ることを選んでいたのだった。疲れた心臓はもう動くことはない。どんなに心臓も疲れていたことだろう…。芳弘、ごめんね…。

私は、いったい本当は何が起きていたのか、その意味が少しも了解できないまま、ともかくもすぐに夫を「我が家」に連れ帰りたかった。一刻も早く病院から脱出したかった。すぐに久恵さんから紹介された葬儀屋さんを手配し、夫を家に連れ帰ることを先ほどとは別の看護師に伝えた。その葬儀屋さんは、夜中でも夫を家に帰してくれるという。ありがたかった。私は、何人かの看護師の人たちが夫のケアをしながら涙ぐんでいるのを見た。呆然としてただそれを見詰めていた。「ああ、この人たちもショックを受けているの?…」と、そう思ったのを覚えている。

夫は、家に帰ってきた。ベッドに横たわって眠っている。幸いなことに、抗ガン剤や放射線を使わなかったその姿には、穏やかさと安らぎが感じられた。皮膚のつやもよく、まだ生きているようだった。私は、夫が病院に入る前と同じように、介護ベッドの横に布団を敷き、横たわった。しかし、夫は私にもうあの温かい手を差し延べることもなく、二度と動くことはなかった。

それから、夫は３日間家で家族と一緒に過ごした。その間にも、刻々と夫の表情が変わってゆく。翌日のことだっただろうか。夫の右の目から涙がこぼれているのを私は、見た。いったいつの涙がこのとき流れて来たのだろう。夫は、病室で意識レベルが低くなっていたのに、目に涙を溜めていたというのだろうか。

その顔は、悲しみが混じりながらも慈愛に満ちたものに変化していく。とても不思議だった。この最終段階に及んで、夫の根底にあったものが、時間の経過とともにぐうっと表面に浮かび上がってきたかのようだった。夫が回帰してゆく世界の霊性がそこに立ち現れたとでもいうように…。

いろいろな意味で何というもったいない人であっただろう。言葉では言い表せない。とても大きな存在だった。その夫が回帰したことを私はどうしても信じられなかった。信じることは絶望を意味した。

夫の横たわる傍らには、知り合いや友人たちが次々に訪れた。禅宗の僧侶でもある松本光平氏が葬儀までの日々、枕経を上げる。松本さんとは、彼の発する癒しのエネルギーが縁となり、交流をいただいていた。松本さんが国連顕彰を受けられたという記念のフォーラムでは、夫も講師として呼ばれて、お話したこともあった。夫の主催するラジオ番組「ガン呪縛を解く時間」にも松本さんは快く出演してくれたものだった。

葬儀のときの講話で、松本さんは、霊能者でもあるので「芳弘さんは、すでに苦しみから解放されています。いま、ここに、皆さんに向けてにこにこ笑って立っています」と語った。

私たちと親交のあった輸入楽器店経営者の荒木さんが、私のたっての頼みを聞いてくれて、夫が好きなチェロ演奏を演出してくれた。荒木さんはわざわざ夫のために「札響のチェリストを呼んだよ」と張り切って私に報告してくださったが、「主よ、御もとに」のその音色も響いていた野辺の送りのときに会場で突然雷鳴のような音が真冬の屋根から轟いた。夫にちがいない。私は、何故か、そう直感的に思った。それは、私たち家族や親族、友人知古、そしてそこに万難を排して集ってくれた多くの人々だけでなく、夫が生きた今生出会った人々に贈る「大きなありがとう」だったのではないだろうか。いかにも、芳弘らしい…私は、ひとり胸の中でつぶやいた。

身をもって真実を暴き出した…

夫は、最期まで荒野を果敢に生ききった。その生き様は、いったい何を意味していたのだろう。確かに抗ガン剤も放射線治療も手術すらも行なわなかった。すべてを自分の意思で拒否した。そのために、ある意味で、そうした現状の「アロパシー医療原理主義」のシャドーの中で反ってあまりに壮絶な日々を招くことにもつながったのかもしれない。それにしても、和歌山はもとより札幌での最期の「病院」という荒野を夫は、つぶさに体験することになった。それは、ほんのつかのまであったが、その本質を露にした濃厚な体験であった。なぜそうしたまったく予期しなかった体験をしなければならなかったのか。その理由は、わからない。しかし、夫が病院という荒野で「魂のジャーナリスト」となり、私を通してその代弁を託したとしか思えない。夫が、『ガン呪縛を解く』では語り得なかったもう一つの「隠された真実」を私に託し、光の世界に帰って行ったのではなかったか。

あまりにも、その真実は、私にとっても辛く重たい。私たちには、そうまでして語らなければならない「隠された真実」にアプローチする務めがあるということなのだろうか。

ダンテの神曲にフランチェスコを語るシーンが出てくる。フランチェスコは、その終焉には、荒野に出て断食業を行い、キリストの最期の傷を霊的に得て、一体化し、天に召されたというエピソードが伝えられている。夫は、修道僧でもなければ、それほどストイックでもなく自然なオプティミズムを標榜して自由に生きた人であるのに、なぜか私は、このフランチェスコの姿にどうしても夫の人生をだぶらせてしまう。その類似する本質を遠い昔から持ち運んで来て、決して忘れることなく人生の最後に紐解いたのだろうか。

そんなことも知らずに、私たちは出会い、結婚した。出会った時も、結婚する時も、どうしてそんなことが分かり得よう。

この過酷な真実にもかかわらず、夫は、大往生したと、私は、はっきりと書き添えたい。夫は、人の世の争い、憎しみ、恐れを超え、すべてを光に変える術を身に付けて、回帰したにちがいないからである。それこそが夫がよく語っていたアガペーと言われる世界の本質であろう。

しかし、それでも、私は、ここに記したように「隠された真実」を語らなければならない。夫のためにも…そして、ジャーナリストであり、その精神を愛した稲田芳弘の体験を決して無駄にしないためにも…

だからこそ、「隠された真実」は、書かなければならないのである。最後の日々のあまりに過酷な運命の中に、事実が隠されてしまうことを許さないものが存する。夫は、すでに光の中にいるのだから、すでに苦しみを克服しているのかもしれないが、それで済むことではありえない。彼が一人のジャーナリストとして体験した事実を私たちは共有し、そこに光をあてるべきだからだ。彼だけではない。どんなに過酷な体験をしてもものの言えぬ人がいる。浮かばれていない人もいることだろう。

シャドウーの中にとらわれ、真実の光を浴びていない人がいる。夫が体験したことは、患者の意思を疎外した医師や病院システムの闇の中での出来事である。最後の最後まで、夫は自分の身を持って、真実を暴き出そうとしているように思われる。しかし、それをもはや夫は自ら語ることはできない。だからこそ、私は、それを語り伝えなければならないのである。夫が歩んだ荒野を私は伝えなければならない。

フランチェスコは、荒野に出立ち、アガペーの悟りを得た。あるスピリチュアリストによると、夫は、過去世、この時代に生きた修道士だったという。十字軍に参加したが、その後思うところあって、修道僧に転身したというのである。フランス革命では戦いにその身を犠牲にし、今世で弟だった同志の身代わりになったという。私は、この話をさもありなんと、思った。

「命のことで何を食べようか、体のことで何を着ようかと思い悩むな。命は食べ物よりも大切であり、体は衣服よりも大切だ。烏のことを考えてみなさい。種も蒔かず、刈り入れもせず、納屋も倉も持たない。だが、神は烏を養ってくださる。」

天の故郷の記憶なのか、こうした無垢な生き方をどこかで理想としていた稲田芳弘…ときどき「私は宿無しで、一文無しだけど心はほがらかです、わたしは宿無しで一文無しだけど…」と、私におどけて歌って見せていた稲田芳弘…彼は、当時の腐敗したローマ教会に反旗を翻し、すべての財産を投げ打って、真の信仰を求めたフランチェスコとともに荒野に出立ったのではないだろうか。そして、神の宿る本当の教会を作るため、荒野で石を一つ一つ積み上げたのではないだろうか。私も、その同じところにいたのだろうか。

夫が生前語っていた「酒呑童子村」も、こんなところに発想があるのだ。フランチェスコたちの作った手作りの「本物の教会」のように、その村を作りたかったのだろう。酒呑童子とは、歴史を凌駕していた支配者によって都合良く捏造されたもので、本当は正義の志士だったのではないかと、夫は解釈していた。歴史は権力者が捏造する。本当の史実を求め、その本質を浮き彫りにして現代との相似象を表出した本を彼はいつか書こうとしていたようだった。

彼の最期の生き様は、起こることすべて意味があるとし、受容とアガペーの信念の中にいつもあった。だから、誰一人、彼によって訴えられることがなかった。しかし、もともとパッションのある正義感の強い気質の人であるだけに、それはどれほど悔しく無念であったかと胸に迫る。私は、そのすべてを見、知っている。そして、その「痛み」を切なさと苦悩の中で見守り、見届けるしかなかった。共有するその本質というのは、何と辛いことだっただろう。

第三章「霊性」肯定の時代へ

遅れた医学に量子論的改革

だから、どうすればよかったのか？

夫は、看護師の医療過誤で亡くなったのだ。生命の灯をともかくも失わないように、私は、非常なる神経を使っていた。しかし、その若い看護師は、いとも簡単にあっけなく夫の生命の灯をかき消してしまった。それは、何と簡単なことだっただろう。強引な吸引行為がそのまま命取りになってしまった。もっと生命力のある患者ですら辛い吸引なのに、私や治療師たちの必死のケアの後に、ようやく一息つくことのできた瀕死の患者の喉に、看護師は吸引器を気管までつっこんで痰を強引に吸い出そうとしていた。私の訴える不安をよそに、その未熟な自信を基に吸引の手を止めようとしなかった。夫は、止めてくれとでもいうような表情になった。しかし、それは、意識はあっても、目も開けられず、声も出せない夫には、なす術もない抵抗だ。それから、夫の呼吸数が急激に低下したことを示すモニター表示が出ても、また、戻ると、平然として言う。この自信はいったいどこからくるのか。しかし、それが尋常な結果をもたらさなかった。夫は、吸引の最中に、一瞬苦しそうにした直後に、息を引いた。

夫は、そんな医療過誤にもかかわらず、何と安らかな表情になっていたことか。芳弘は、本当に亡くなったの？それは、絶対に信じられなかった。私の手元から離れ、本当に別の世界に旅立ってしまったの？否、断固として信じられない。生きている以上に、芳弘は、生きていたのだ。まだまだ活躍したかったにちがいない、まだまだ書きたかったにちがいないその表情の奥深くに、彼は、「死んでなんかいないよ」と、そう私に語っているように思われてしかたなかった。

その夫の横顔に、ついに今生を遠のく芳弘を支持してくれていた人々にいったい何と言ったらよいのだろうか、そしてどんなに驚愕させてしまうことだろうと、そんな思いが私の心を過り、重くした。その穏やかでまるで生きているかのような表情の影にあるのが死に逝く人のそれであることを認知するや、私は何と惜しい人材がこんな馬鹿げた行為で奪い去られようとしているのかとただ茫然自失のなかで信じることができないでいた。抗ガン剤治療をしなかったお陰で、いまにも目を開けそうなほど健康人に近い顔色をした夫の横顔を、一瞬のうちに巨大で不可解な灰色の雲が圧倒的な力で押し寄せ覆ってしまったかのように、いたたまれない思いが私を打ちのめした。

それでも、夫の横顔は、ガンを治して、まだまだ、私と一緒に人生を歩きたかったとそう語っている。手に力がなくなったのは、その日の朝、全身全霊の力を振り絞って最期の言葉を私に言ってくれてから、直ぐ後のことだった。それまで、「いつもいっしょだからね」という印でいつも私に手を差し述べていた芳弘の手の力が、その言葉を言い終えると、突然消えてなくなった。私は、その夫の言葉が最期のものになるとは全く思わずに、夫が久しぶりに大きくはっきり声を出せたことに驚きながらもほんの小さな希望すら感じた。しかし、それが本当に最期の言葉になってしまったのだ。いくら手を握りしめても、もう握り返してはくれない。もっと、もっと私も言いたいことがあったのに、という後悔の気持が押し寄せるが、それでも、私は、諦めずに、「絶対に助けるからね」と、心に誓っていた。これが愚かにみえようと、それが何だというのだろう。そんなことはどうでもいい。信じようが信じまいが、私は、最期まで諦めてはいなかった。

これが私の真実だ。病院に何が分かるというのか。夫に痛みしか与えない介護士もどきの人材や未熟で勉強不足の看護師に、そして、「シューキョー」と私を罵った医師に、最期の延命治療や抗ガン剤治療の即答を求め、事務的に問いつめる病院側に何が分かるというのだろうか！救急車が一生懸命病院探しをしてくれたのに、通常のガン医療を拒絶したという理由で、さらには、主治医もいないらしいと断定され、取りつくしまもなく夫の受け入れを拒絶した病院システムや医療従事者とはいったい何なのだろうか。

少なくとも、医師法も、憲法も、健康保険加入資格も機能していたとは思えない。診療拒否は医師法では明らかに違反となるのではないだろうか。弱者である患者を「主治医がいない」

という理由で拒否する病院とは何者なのか。先にも書いているように、その間、緊急ではないというこじつけられた理由でも受け入れを拒絶させている。結局、3時間も救急車で待たされた。しかし、事実は真逆である。脱水状態が進行してか、舌ががからからに乾いて萎縮し、脈拍が180まで昂進して、酸素呼吸をしている状態であった。私は、「脱水状態だけでも良くしたいから、総合病院でなくてもいい」と、救急隊に申し出たが、「舌がもつれて話せないのだったら、脳神経外科のあるところでないとだめだ」という返事で、そこを譲らない。いずれにせよ、その緊急性は、やっと受け入れてくれた病院での検査結果で火を見るよりも明らかとなった。

このミスマッチは、いったい何なのだろうか。そこに、私がこの本を著す意図があるのだが、病院に必要なのは、まずは医療意識の改革なのではないだろうか。「患者さま」と言えば、改革になるのではない。確かに、以前には医療従事者によく見られたぞんざいな「いばった」権威的態度は少なくなっているのかもしれない。しかし、本質的なところで変革されなければ、おそらく何も変わらないどころか、TPPの導入でさらに緊急時の「お断り」が増えることも考えられる。あるいは、「セレブ」だけしか見ないという法外な値段の代替医療施設も生まれるかもしれない。商売に成り下がってしまえば、生命倫理が失われ、助かる命も見捨てられることだろう。それは、多くの庶民に生命とお金とどちらが重いのかという命題を突きつけてくることだろう。

マザーテレサは、貧しいインドで路上に見捨てられた「死に逝く人々」を介抱し、助からない人々を天に送り出した。満足な医療はできなくとも、そこにある精神は、生命と人間への普遍の愛と尊厳を貫くものであり、一人一人の魂の救いを重視したものだと思われる。つまりは、一人一人が魂を持つ存在であることを自明のこととし対応していたということを意味している。貧しい医療体制のなかにあっても、おそらくは患者は、モノではなく、全人的な存在として扱われていたのではないだろうか。おそらく、医療の原点は、そこにあるはずであり、さらにはお金儲けとは対極にあるべきものなのだということを痛切に感じさせられる事例ではないだろうか。

そこでは、巨大な産業構造の中にある抗ガン剤産業に浸食されることもないから、逆に言えば、お金設けの医療の犠牲者は出ないということでもある。むしろ、医療が乏しいだけに、より穏やかな「自然死」を迎える人も多いのだろうか。また、人を魂のある存在とみなす分、ホリスティックな全人的医療の萌芽がいたるところに見られるのではないだろうか。

遠い道のり、ホリスティック医療社会

その1 暗黙裏に医療抜き介護とは

夫は、止むなく介護生活に入らざるを得なかったのだが、それは、和歌山で骨折後に、転院打診された病院が夫のように通常ガン医療を拒絶する患者をことごとく閉め出したためであった。これは「医師法違反」となる事例ではないのだろうか。私たちは、どうすることも出来ない状況に追いやられた。そこで、地域包括センターが介入し、夫が介護サービスを受けられるように、認定の手続きがなされた。つまり、福祉の世界に入ることになったわけである。

しかし、夫のように医療を拒絶しているわけではないのに、通常ガン医療のみを拒絶しているだけですでに医療関係者にバイアスが入ってしまうのか、医療側にあれか、これかという選択意識が先立ってしまっているように思われる。つまり、介護事業所から一回だけ医師の訪問があっただけで、その後は、介護らしい介護はいっさいなかったと言ってよい。前述しているように、私が看護サービスのようなものを打診したことはあるが、やっていないという返答を受けた。その代わり、お掃除ヘルパーが訪問してくることになった。これでは、遠巻きに夫の

様子を見ているだけに過ぎない。

ケアマネージャーからは、医療介護サービスのプランの話は一度も聞いたことがなく、リハビリを頼んでも、何やら良い返事をもらえない。酸素の相談をしても、同じである。しまいに、市販のスポーツ用缶入り酸素を紹介される始末だ。要するに、表面の言い回しは穏便だが、夫への医療はお断りということだったようだ。代替医療を希望した段階から、勝手にいっさい手を引いていたのだろう。夫も私も、訝っていたが、それならば、独自でしていた代替医療を続けるしかなかった。

それにしても、こんな名ばかりの偽善的な介護サービスがあるのだろうか。こちらの意図はある程度話していたので、分かっていたはずであるが、何故かその事業所では、夫への必要な介護サービスをしようとしなかったのは事実だ。少なくとも、生命倫理的にも定期的な血液検査で脱水を見つけたり、必要なら酸素を取り付けるなどの応急処置くらいはすべきではなかったのだろうか。それを何の説明もなく、こちらの希望を反古にしてしまう理由があるのだろうか。別にケアマネージャーが悪人だというのではない。むしろ善良な女性であったと思うが、申し合わせがあるのか、何か核心部分については触れない。ただ、事業所からケアーマネージャーが一月に一度様子を見に来るだけで、何の意味があったのだろうか。

これでは、夫が寝たきりになるのを早め、亡くなるのを待っているようなものである。そのときだけ、最初に訪れた「家庭医」が「臨終です」と宣言しに夫を診に来るということだったのか。夫は、この「家庭医」に自らの著書『ガン呪縛を解く』を啓上していたが、後で、この医師のことを「若過ぎるね」と話していたのが印象に残る。結局、この医師とは直接のコンタクトは以後ない。あの救急車騒動のときも、「主治医ではない」と言っていたらしかった。そこで、事業所の人でお掃除介護だけしかしないと言った知り合いの看護師が仲介に立つと、その「家庭医」がようやく「ドクタートゥドクター」で最期となった病院に夫を紹介したわけである。それでも、私たちは、ありがたいとその医師に感謝した…。

もしも、夫に医療介護サービスをすることが出来ないというのなら、なぜその旨、事業所の代表がわが家を訪れたときにはっきりと伝えてくれなかったのだろうか。こちらも、介護サービスを受けるのは初めてで、勝手が分からないから、直感も働かないない。だからこそ、夫は自己紹介を兼ねて、コミュニケーションを求め『ガン呪縛を解く』を医師にも、事業所の人たちにも渡したのであろう。

もしも、事業所で医療介護サービスをしないというのなら、こちらも別の対処法を考えていったことだろう。少なくとも、初めから医療に関してケアマネジャーからは何のアドバイスも指針も示されなかったのは、不思議である。これは、事業所の方針だったのだろうか。私が慣れていたら、もう少し突っ込んだ話し合いもできたのかもしれなかった。ところが、こちらも初めてのことであり、手探りの状態にいたため、どうしても受け身にならざるを得ない。

それこそ「へびの生殺し状態」だけは避けてもらいたかった。夫が国の認定で介護サービスを受けていたのであれば、なおさらではないだろうか。この体験は、ある意味で、日本の介護医療の貧困をそのまま私たちに見せつけてしまったことになる。酷い話である。

要するに、福祉の世界でも、医療の選択の自由はないということなのだろうか。ここまで、医療システムが人々に支配的であるのはなぜなのだろうか。福祉の世界こそ、もっと全人的な医療介護ができるのではないかという期待は、私の錯覚なのだろうか。まして、福祉の世界だからこそ、そうした医療を期待してしまうのも、実は、医療の貧困を露にしていることにもなりかねない。

ターミナル医療といえば、ホスピスを思い浮かべるものだが、本当は、在宅で医療的にも十分なケアがなされるのが、最も患者が安らげる状態なのではないだろうか。それも、「死ぬためのケア」ではなく、よりよく生きるための充実した精神生活が付随するケアであることが望ましい。私は、最期の瞬間まで、夫の生命力を諦めることは決してなかった。それは、患者にしても同様である。諦めるのではなく、自然に従うということではないだろうか。次の生命に向かって、歩いていくか、あるいは、回復に向かっていくかである。

全人医療は、暮らし慣れた在宅でこそ、実現可能であるとも言える。これはそれぞれの事情もあるので、必ずしも言い切れるわけではないが、そんな場合、人々に「元気を回復するホスピス」サービスが在宅で提供されていくのが、今後のガン医療福祉にぜひとも必要であるように思われる。

欧米では、ターミナルケアとして、看護師の医療介護サービスが当たり前のように行なわれていると聞く。日本も、その医療サービスの良さが介護サービスの中に普及していけば、病院に行かなくて済み、過剰な延命治療は抑えられることだろう。穏やかな終末期となる可能性は高い。その場合も、免疫力に頼る代替医療を望めば、統合的に医療サービスを受けられるのが前提である。自然治癒力がまだしも残っているなら、その可能性も薬剤などで潰されることなく、腸相が回復し代謝が向上して延命を果たすことも可能となるかもしれない。腸には免疫細胞が数多く存在しており、とくに千島学説では、腸で赤血球が「ＡＦＤ現象」を介し作られる大切な造血の場所であると言われている。

その2 統合医療で緩和ケア介護を

ターミナル医療には、緩和ケアという概念も当然視野に入ってくる。現在、痛みの緩和が十分である場合は、延命効果に繋がることが知られている。これも、天然由来の素材でも緩和ケアが可能であるはずであり、何もモルヒネだけとはかぎらないものである。この緩和ケアについては、後述したい。

最近、「自然死」という言葉をよく聞くようになった。とくにターミナルケアに携わる医師の書籍にも、よく出てくるようになっている。その背景には、強引な延命医療の存在があるようである。人工呼吸器は、その苦痛を和らげるために意識レベルを下げるというものの、その苦痛を声に出して訴えることもできない中途半端な状態に陥れられ、助かる見込みのある場合ならいざ知らず、死に逝く人には少なからぬ苦痛を偲ばせることになるという。しかも、いったん装着すると、本人の承諾がないと、誰も取り外すことができないシロモノである。下手に取り外せば、それは医師ですら「殺人罪」を問われてしまう。

私は、夫の延命治療でこの人工呼吸器の装着手術を望むのかどうか、随分詰問されて、即答できなかった。全く初めての質問であり、そうした知識に乏しかったためでもある。いままでこそ、調べる時間も十分にあるので、人工呼吸器の裏事情も理解出来る。また、それ以上に、夫の意思ではなく、私の意思を問うていることが切なかった。介護生活での疲れはあっても、この病院での不条理な疲労は何処から来るものか、私には、その答えははっきりしていた。

胃ろうという処置も、同様に悲劇的だ。これも、本人の承諾がないとはずせないために、認知症の場合は、死ぬまで、その拷問のような栄養攻めをされ、ついには、お腹がもう一つ増えたようにひょうたんのようなカタチになってしまうこともよくある事例だそうだ（中村仁一著『大往生したけりゃ医療とかかわるな』より）。この処置も、本人の承諾がないと、胃からチューブを取り外せない。法律は、必ずしも正しく適正であるわけではない。

臨床医である中村医師は、気管支に管を入れて吸引するのも、亡くなる間際には拷問と同じだということを書かれている。まさにその通りだと思う。夫が最期の最期に体験させられたように、こんな知識も持っていない医療従事者も多いのではないだろうか。患者の状況にもよるとは思うが、少なくとも夫は、穏やかに眠っていたのだから、そっとしておくべきだった。中村医師の書籍によると、おそらく体内に二酸化炭素が多くなっていたために、夫には呼吸苦はなかったのではないかと思われる。

本来、ガンで亡くなるのは、穏やかなものなのだそうだ。大往生できるのは、ガンだと言い切っている医師に、ホスピス臨床医の小野寺時夫氏もいる。中村医師と同様の見解が書籍『私はガンで死にたい』に書かれている。むろん、それは、背景に緩和医療の充実があってのことだろう。しかも、この緩和医療自体が、延命を促進するものだというから、ある意味で生命の理にかなっているとも言える。この自然の摂理を重視しながら、「自然死」へ導くのが、緩和ケアなのだと考えられている。正真正銘の「自然死」というのは、おそらく苦痛を完全に避けることはできないにちがいない。むろんこの場合問題になるのは、西洋医療社会が判断する「自然死」とホリスティックな医療社会が判断する「自然死」という概念の違いであろうか。ホリスティック医療やそれに沿う千島学説的代替医療などでは、より機械論的に人間を診る合理的な西洋医療とは違い、生命力や死の概念もかなり異なるのは当然である。

さて、夫の場合は、問題の緩和ケアはどうだっただろう。夫の介護サービスでは、医療サービスも夫が望んでいたリハビリサービスも何故かストップされており、私にはもちろん何のための介護かわからなかった。夫も、何かが違うと、不信に思ってはいたようだった。私たちは、お掃除ヘルパーを頼んだわけではなかった。事業所には「自然死」という概念を持っている人もいたのかもしれないが、そのイメージは曖昧なものと、私には思われた。もしも、はっきりしたイメージをこの中の誰かが持っていたなら、夫が苦しくなる前に緩和ケアについて話合いをしてほしかったと思う。私が夫の容態の急変に対応出来なかったときに、放っておくのではなく、人道的な意味からも、そうしてほしかった。介護サービスなどお粗末で何も当てにならず、こうなるのだったら、具体的で詳細な知識を得るために私自身もっと勉強しておくべきだったと悔やまれる。

ただ、介護サービスは、介護料金を国から得るだけが能ではないわけで、こちらが求める医療サービスを全くストップするとは論外のことではないだろうか。これは、本来、言語道断のことなのではないだろうか。寝たきりになった夫の場合、「悪液質」は待っていてくれないものだったのだ。医療関係者なら、十分にそれは分かっていたことだろう。

この矛盾に満ちた「抗ガン剤医療社会」のシャドウの中を結局最期まで夫は歩き続けたのだった。そして、自己の生き方のまま、そのまま誤解を恐れずに「愚直に」歩き、その生き様の目指す先を仰ぎ見て、悠々と「大往生」した。夫の「最期の仕事」は、奇しくもその生き様を「私」に示唆することだったのだろうか。

悪液質は、医療の限界か、挑戦か？

その1 余命宣告の功罪。生命力に限界なし

夫は止むなく介護認定を受けたが、事業所は始めだけ医師を派遣した。そのとき、夫は、医師に自分で説明するのが大変だと思ったせいか『ガン呪縛を解く』をプレゼントで手渡した。すると、医師は本は受け取ったものの、「余命はどれくらいだと言われましたか」と聞くのを忘れなかった。和歌山で転院した先の病院から当然聞いていると思ったのだろう。しかし、この質問くらい夫も私も違和感のあるものはなかった。この場合の「余命」というのは、あくまでも西洋医療観を背景にしたものに過ぎず、それも、抗ガン剤などの通常ガン医療を受けた場合によく当てはめられているように思われる。

つまり、『ガン呪縛を解く』で夫が語っているように、「余命」という概念は、自然治癒力を基とする代替医療には存在しないとも言える。そうした医療は、千島学説で説明できることが多い。千島学説の第1原理（赤血球分化説）と第5原理（腸管造血説）によると、腸内の毒素の排泄から新しい血液がどんどん作られると考えられ、その結果免疫力が高められるのである。

この学説は、現代医療で封印されているとはいえ、論より証拠、ガンと共存できるだけでなく、治癒する事例も報告されているのは周知の通りである。さらには、最新のＥＳ細胞やｉｐｓ細胞の研究が千島学説的なストーリーを感じさせるのは非常に興味深い。

ガストン・ネサーン夫妻は、自然治癒力にスイッチを入れる７１４Ｘ治療について、ある意味では芸術に似ていると表現している。それは、生命力の代名詞でもある自然治癒力を相手にする限り、一人ひとり顔が異なるように、個体間に当然の個性差が現れるためであり、その差は、天才・ネサーンが発明したソマトスコープで観察されるソマチッドの「生き様」を見れば明白である。だからこそ、治癒に向けた治療行為は、一種の芸術作品を作ることになぞらえられるのかもしれない。これは、画一的な流れ作業でモノをつくることとは全く次元が違っている。そうではなく、個人差のある一人一人が、オリジナルな治癒過程をたどってゆくもので、この「道程」こそ、まさに芸術だと言っているのである。

「芸術作品」を作るためには、「余命宣告」ほど不自然なものはない。それほど「芸術」は生命力というその個体のオリジナリティに支えられており、手術や抗ガン剤、放射線治療の三大治療の画一性とはその根底の概念を異にしていると言えよう。画一的であれば、余命にも個体差がなくなるのは当然であり、そこに「奇跡」は起きない。そのため、代替医療でガンが治癒したとなると、西洋医療社会からは、「奇跡」というレッテルを張られてしまうが、それは、実は「奇跡」などではなく、自然治癒力にスイッチを入れることに成功したということにほかならない。

しかし、通常医療にせよ、代替医療にせよ、この「奇跡」を疎外する難関が存在している。それは、悪液質という状態で、体内のタンパク質が減少、筋肉量が減って、体重が10～20％も落ちるという。内蔵など体全体の機能も衰え、代謝が劣悪になっていくというものだ。こうした状態が現れると、素人目にも尋常な様子に見えなくなるほどに目立って体が痩せてしまう。食欲も衰え消化吸収能力がなくなっていくので、いくら食べても身にならず、進行すると、呼吸や嚥下も困難になっていくだけでなく、尿量も減少して、容易に脱水症状を引き起こしたりする。

この状態からの生還は、日に日に難しくなっていくと思われるとはいえ、通常の病院では抗ガン剤の投与などという無謀なこともまだなされることがあるというから、驚きである。その上、投与量も半端ではなく、すでに解毒作用も衰えた体内では副作用もそれに応じて強くなるのは押して知るべしであろう。一方、ホスピスなどでは、悪液質状態から「自然死」に到るまで、状況に応じ痛みや呼吸困難などに対する緩和ケアを中心とした医療を提供し、延命効果を引き出すことになる。

夫が悪液質に陥っているのではないかと思ったのは、大腿骨骨折から生還して、札幌の自宅で介護療養をしていたころであった。そこで、私は、夫が少しでも楽になるように、また効率よく栄養が摂れるように、いろいろな工夫をし始めていた。

大腿骨骨折による手術後は、まだ酵素玄米を食べられたが、だんだんとそれも苦痛になってくるようだった。そのため、私は、酵素を混ぜる加藤式ミルク断食法を多少アレンジして、消化吸収しやすいカタチにしてみたりするなど、症状に合わせて、中に入れるものも変えたりもした。この療法は、千島学説を基にし、腸と血液の浄化を目的にしたもので、これにより、いらなくなったガン細胞は血液に戻り、代わりに新しい赤血球が生まれてくるという。千島学説では、赤血球から細胞ができる「赤血球分化説」を唱えており、また断食などで栄養不足が起きれば、細胞は可逆的に赤血球に逆分化する。（千島学説第2原理）

自然治癒力を高めるために、ガン患者が好んで断食をするのも、宿便までの排毒を通してこの腸と血液の浄化を行ない、体内に溜まった毒素を出すためである。この種の療法のサポートを得て、抗がん剤に頼らずにガンが完治したり、共生・延命するガン患者もそれほど特異な存在ではない。夫も、『ガン呪縛を解く』で書いているように、末期一歩手前のステージであえて抗ガン剤、放射線、手術を拒否し、延命した。宣告から足掛け6年、発症から10年であった。

ただ、こうしたやり方も、千島学説で言われている「気血動の調和」や「心身一如の弁証法」を理解していることが望ましい。もともとホリスティックな医療では、その患者のスピリチュアリティまでも問題にするように、千島学説も、東洋医学的な発想を持つ「気」の部分を重要視している。この「気」そのものは、紫外線や放射線のように目に見えない波動であり、水に転写されると、数値で測ることも可能である。これは、中島敏樹さんの著書『水と珪素の集団リズム力』でも興味深く語られている。

夫は、この気を自らの回復の軸に置いており、ジャーナリスト活動にも自分の生き方を重ねるように、それはそのまま生き様の軌跡となってしまった。もしも、仕事から離れ、もっとガンのケアに専念できたら、また違う結果となっていたかもしれない。

その2 「悪液質」でも諦めないために

和歌山に療養に出向いたのも、思えば最期まで仕事の企画がらみであった。書籍の出版を依頼されていたこともあるが、それ以上に夫なりのホリスティックな「酒呑童子村」作りの夢を少しでも現実のものにしたかったからだ。ところが、大腿骨骨折ですべてがゼロになったのは、前述した通りであった。モノ作りをする人にありがちな旺盛な好奇心、吸収力、クリエイティビティ…夫は、最期までその意欲を捨てようとしなかった。それは、仕事を超え、自己の人生そのものまでに及んでいたのだった。療養していた間も、私がその近くの図書館で夫に頼まれて「徐福」についての書物を10冊以上も借りて来ると、夫は、骨折するまで毎日読みふけっていたものだった。

そして、旺盛な創造意欲に支えられ、起きることすべてを受容した。それがどんなにマイナスに見えようとも、そのまま異なる次元への上昇の糧に変えてしまったように私には思われた。

この意味でも、夫は、「気」に偏っていると思われるほど、その生き方にこだわった。おそらく、夫は、制限はあったけれども、自分の人生に後悔などしていないことだろう。まさに、どんな環境にあっても、がむしゃらに完全燃焼をする生き方を選んでいたように思われる。

しかし、さすがに２０１０年の５月の九州講演は、つらいものがあった。一度スピンが回り出すと、止めることが困難なように、夫も、その活動を止めることができなかった。これは、周りがいくら止めても、無駄である。こうなると、信念の強さも仇となる。講演が終わって、懇親会の席でとうとう倒れてしまった。たまたま治療師の方がいて、助けられたが、本当に危ない瞬間であった。旅先ではお世話になった方々がたくさんいるが、この治療師の方は、やはり「命の恩人」と言っても過言ではない。

このころ、夫が悪液質に陥っていたことを私たちが自覚していたら、もっとケアのやり方も違っていたと思うと、残念でならない。悪液質という概念も、良く理解していないところがあったのも、問題であったが、いつのまにか知らぬ間に夫にも「悪液質」という最期の砦が立ちはだかっていた。

しかし、この状態であるのを明らかに意識してはいなくとも、私は、そのつど夫の体調に合わせて、食を替えていた。その意味でも、悪液質を意識した後に断行した「加藤式のミルク断食法」は、良いサポート役として、理にかなっていたものと思われる。これは、乳幼児用の粉ミルクを利用するため、消化吸収が良好で、悪液質で不足し続けるタンパク質を始めミネラルなどの栄養素が摂取できる。これに生卵や酵素、薬草のエキスを粉末にしたものを溶かし込む。バナナやヨーグルトを足すこともできる。私は、千島学説の生みの親である千島喜久男さんの長女の山田容子さんのアドバイスを得て、ここにはと麦の生の粉を少量加えた。健康な人が飲んだら、テキメンに便秘が改善することだろう。山田さんは、勧められた手術もすることなく、ご自身の肺がんを千島学説的な食で治癒させた貴重な千島学説の証人とも言える。つまり、断食と腸の浄化による自然治癒力の向上を証明したのである。

さらには、私たちと交流のあった光田菜穂子さん（テンプルビューティフル代表）は、エドガーケイシーに詳しく、赤身牛肉のエキスでタンパク質が効率よく吸収されると教えられた。

おそらく通常医療でも「悪液質」を治すことはできないだろう。それは、「自然死」へ向かうために体が自然にその準備に入ったことを意味する。だから、この状態で積極的な治療はしない方がよいと言われている。ホスピス医によれば、いたずらに患者を苦しめることにもなりかねない「延命治療」よりも、むしろ緩和ケアで延命を図る方が賢明だということになる。

一方、この悪液質に関する研究は注目されており、こうした段階になると、TNF－αなどの炎症性サイトカインの分泌が亢進し、ガン細胞の増殖をはじめ、タンパク質や脂肪の分解の促進、内蔵の代謝機能の低下で、全身の衰弱や強い倦怠感、抑うつ状態などを招くことが知られている。胸水や腹水が増加していくのも、この時期である。もっとも、自然療法の徹底により、たとえ胸水や腹水があろうとも、炎症の昂進を抑制することができた場合は、自然治癒力が働き、体内の余分な水分が大量に排泄されることもある。

夫について言えば、これには思い当たることがある。大腿骨骨折の手術後、盛んに酵素玄米や糖質栄養素の豊富なアロエジュース、また松野哲也元コロンビア大学教授のプロポリスを摂取してもらっていたところ、大量の尿が排泄されていた。これは、明らかに炎症傾向が抑制され、胸水の増加を防いでいたと言える。ところが、ある人の訪問で、これが一変してしまった。夫は、焦りもあったのか、いつもは体調に合わせて適当に摂取していた糖質栄養素の粉末を勧められるままに大量摂取に走ってしまった。

どんなに優れたサプリメントであっても、こうした悪液質の状態では、消化吸収能力が極端に低下しているためにその「好転反応」が「好転反応」として現れない。それは、症状のままならぬ悪化だけを招いてしまうこともあるのではないか。これは、サプリメント業者が悪液質についてあまりに無知であったことに起因するのだが、こうしたサプリメントビジネスのあり方は非常に危険であり、代替医療の信用性を真っ向から失墜させる。

これなどは、サプリメントが健康食品扱いで、医療に高められていないことに大きな問題があるのではないだろうか。むしろ副作用がなく、健康増進しながら、免疫力を上げるというさまざまな天然サプリメントについての取り扱いにも、厳重な注意が必要である。サプリメントも患者の病状ステージによっては十分に危険なものになるのは、抗ガン剤を悪液質の患者に投与して余計な苦痛を与えて死なせてしまうのに似ている。臨床や研究経験を積んだ医療的な資格を有している者が直接関与するか、そういう人材のサポートがなければ、簡単にサプリメントビジネスをすることを許すべきではないのではないだろうか。

この業者に悪意があったとは思っていない。しかし、私たちがこの偶然の訪問にあまりに無防備でうかつだったことは、認めざるを得ず大きな後悔の種である。

つまり、こうした悪液質の状態では、その患者にとって最も適切な栄養摂取が選ばれなければならない。それによる限り、自然治癒力が疎外されずに働き、炎症性サイトカインが抑制されて、延命が十分に可能になるわけである。

最近の研究では、悪液質症状を改善させるのに、漢方薬の「六君子湯」やＥＰＡの摂取がよいという報告もある（向山雅人著『痛みゼロのがん治療』より）。これに不足している必要な栄養素を補給していく。

「抗がん剤ムラ」と千島学説論考

その1 抗ガン剤の「延命神話」

夫は、その著書『ガン呪縛を解く』の中で、抗ガン剤をはじめとする三大治療を拒否し、千島学説的な治癒の道を歩いていると、書いているが、それは、ガンというものの正体が解明されていないのに、現代医療社会では無謀な治療を続けていることに、そのまま大きな疑問を投げかけたものでもある。

厚生労働省でも認めているにもかかわらず、患者は「治療で亡くなっている」という事実が隠されている。相変わらず「標準治療」といえば、抗ガン剤、放射線治療、手術という選択肢しかなく、医師は、必ずこの方法を押し進める。もしも、異論を唱えようものなら、診療拒否も辞さない論理が支配するのも珍しくない。もっとも、最近は、同じ病院内でも、この療法をすべて肯定している医師ばかりではなくなっているように思われるが、私たちが余儀なくされた苦い体験が証明するように、ほとんどの医師は、標準治療を信奉しているのが現実である。

とくに、抗ガン剤治療については、問題が多く、その毒性はもちろんその副作用の激烈さなどが取り沙汰され、批判や疑問も多い。しかし、それにもかかわらず、多くの人々がこの治療を頼り、命を預けている事実がある。

こうした矛盾を突くように、抗ガン剤、イレッサによる毒性死で犠牲になった人々の遺族が病院側を訴えた薬害訴訟が2004年日本で初めて起こされた。このイレッサというのは、肺がんを治療すると言われる分子標的薬で、ガン細胞を分子レベルで攻撃するというもの。実際には、従来の抗ガン剤と変わらず正常細胞も区別なく害を与えるとんでもないシロモノである。ガン細胞だけを標的にするという誤解を与える印象操作に多くの患者が期待を裏切られている。

意外にも抗ガン剤での副作用死への損害賠償訴訟は、それまで起こされたことがなかった。それ自体が不思議なことだということに気づく人は、実はあまりいないのかもしれない。それは、病院というものが市民社会に対し、いまだに「権威的」であることを意味している。しかも、いかにも抗ガン剤の新薬こそが「救世主」であるかのような錯覚を与える「空気呪縛」に医療者も患者もどれほど浸食されているのかという証拠にもなる。そこに抗ガン剤産業が発展する十分な素地があり、人々が「人体実験」をされているのと同義になりかねない抗ガン剤治療について、医師も患者も甘い認識しかもてない理由がある。

「西洋医療」社会では、そもそもガンの正体がわからないのに抗ガン剤治療を押し進めることがどれほどの犠牲を出すことにつながるのかを認知されているのだろうか。

近藤誠医師の著書『抗ガン剤は効かない』では、一般の人々へ抗ガン剤に対する大きな警告が放たれている。よく臨床データを基に医師は治療をしているのだから絶対に安心だと、患者の方は手放しで思い込んでしまうことがよくある。まして、ガンは命に関わる病気である。当然、患者側は目の前の医師にはすがるような思いを持つ。まさに、ここには、命乞いをする人につけ込むような治療選択が迫られる構図が成り立つわけである。

人為的なミスも指摘されている福島第一原発の未曾有の大事故以来　原発ムラ、原発マネーなどという言葉が、負のイメージで頻繁にマスコミを賑わした。この言葉は、そのまま、ガン医療産業にも当てはまりそうである。「抗ガン剤ムラ」、「抗ガン剤マネー」という言葉が生まれても不思議ではない。原発の安全神話は、実質的にはもはや虚構である。

一方、抗ガン剤の「安全神話」ならぬ「延命神話」はどうだろうか。これが、残念なことに、いまだに建前としてまかり通っている状況である。だから、抗ガン剤のリスクに疎ければ疎いほど、医者の言葉を無条件に信用すればするほど、抗ガン剤のトリックにひっかかってしまうのではないだろうか。

たとえ医師が、抗ガン剤に縮小効果があったという臨床データがあると告げたとしても、延命効果があるとまでは言わないにちがいない。実際に、抗ガン剤に多少の「縮小効果」があるにしても、そこには延命効果があるわけではない。その縮小効果というのも、ガン細胞だけに有効に働いた結果ではなく、正常細胞にも当然その毒性が作用し、体内に毒を蓄積していくことになるからである。

その結果、免疫力が低下するだけでなく、別の箇所にガンが発生することになる。抗がん剤は、発ガン剤でもあることを忘れてはならない。夫、稲田芳弘の著書『ガン呪縛を解く』の第四章「ガン治療の悲劇と千島学説」の中に、「ガン細胞だけでなく人間まで殺すガン治療」「抗ガン剤で殺される」という項目があり、とくに「抗ガン剤で殺される」では、以下のように、抗ガン剤の認可に当たって、抗ガン剤に効果がないのに認可していると役人が認める下りが紹介されている。

「そのすざまじさを知るには、『抗ガン剤で殺される』（船瀬俊介著・家伝社刊）を読むのがベストだろう。この本の圧巻のインパクトは、著者が厚生労働省に「行政責任」を問うた直撃インタビューにあり、著者の船瀬さんはインタビューによって、厚労省の役人から数多くの驚くべき発言を引き出すことに成功した。驚くべき発言とは、厚労省の担当者自体が「抗ガン剤の猛毒性」「抗がん剤の発ガン性」「抗がん剤の無力性」を認め、さらに「ガンの死者の七〜八割が抗ガン剤や放射線治療で殺されている事実」を暗黙のうちに認めてしまっていることだ。」(『ガン呪縛を解く』p166より)

ここに挙げられた抗ガン剤の毒性や多くの患者が抗ガン剤で毒性死に至っていることなどについて、近藤誠氏は著書『抗ガン剤は効かない』で、明確な証言を行なっている。とくに、「縮小効果」はあっても「延命効果」がない抗ガン剤の毒性死を問題視している。なぜそうした恐るべき薬剤が認可されているのか。それは、近藤氏によれば、臨床データの改ざんにあると明快に証言、論証している。近藤氏がグラフを詳細に検討すると、そこにあるのは、人為的な操作がない限りあり得ない不自然なグラフのカタチであるという。

必ずしも医師に意図的な何かがあって抗ガン剤治療をしているのではないにしても、多くの医師は、きちんと臨床データを自らの目で確認していないのではないかという疑問も生じてくる。

患者側からすると、効かない抗ガン剤が認可されていることすら知らされないまま、抗ガン剤治療に誘導されてしまいかねないことになる。そして、待っている運命は、体力のない場合は早期に「毒性死」に到る可能性もある。こんな怖い話はない。初期の肺がんに過ぎなかったのに、抗ガン剤治療後急速に病状が悪化したジャーナリストの筑紫哲也氏などにまさにこの典型事例を見てしまう。ケアが良く、副作用が出ない場合も要注意だと、近藤氏は述べている。抗ガン剤の毒性は変わることなく、体内に蓄積されるのだという。

いまの「抗ガン剤ムラ」組織では、こうした医療が当たり前になっており、その空気呪縛からは容易に逃れることができない仕組みになっている。病院も製薬業界も、そのムラ組織の「恩恵」を欲しいままにすることになり、その呪縛は一筋縄では解かれそうもない。しかし、命を犠牲にしたり、副作用に苦しみながら、延命効果ならぬ「転移」に見舞われるのは、いつも「市民社会」の患者たちである。

本来ガンは、穏やかな経過を辿るもので、それと気づかぬままガンと共存し、老衰となって天寿を全うする人も珍しい話ではない。ということは、へたに治療しない方が、穏やかな最期を迎えられるということなのかもしれない。医師たちがオフレコで、自分がガンになったら、抗ガン剤治療はしないと言うのを最近よく耳にするのも、そうした根拠からなのだろう。『大往生したけりゃ、医療とかかわるな』『私は、ガンで死にたい』などの書籍でも、医師の側から、「自然死」を勧める考えも提示されている。要するに、それほど現実の医療は再考が必要だというアンチテーゼが含まれている。そこには、西洋で発達したアロパシー型の攻撃的医療の限界が示されていると見て差し支えないのではないだろうか。
さて、ともかくも、いまのところ、抗ガン剤については、分子標的薬も含め、非投与グループと比べて、投与グループにはガンの縮小効果があっても、延命効果がなく、むしろ、抗ガン剤を投与しない方が延命効果があるという皮肉な臨床データが出されている。しかし、現実には、巧妙に人為的な操作や意図が介在しているらしい。なぜ『抗ガン剤は効かない』のに使われているのか、医師の立場からその「抗ガン剤ムラ社会」のトリックを暴く近藤氏の論証は特筆に値するものだ。

このムラ社会は、ひどく排他的なので三大治療以外のガン治療は認めず、ときに受診拒否という「ムラ八分」すら平然と正当化しようとする。ところが、実際には、ガンの正体はまだ解明されていない。ここに、大きな矛盾をはらんでおり、多くの患者が抗ガン剤治療のトリックにも関わらず、藁をもすがる思いで病院の門を叩き、一種の「人体実験」に身を捧げてしまうことにもなりかねない。同様のことは、一部を除いては確立されていない「代替医療分野」にも言えるのではないだろうか。というのも、この分野の医療は「民間療法」という名に甘んじているように、常に標準医療の影に追いやられ、確立の道も阻まれるなど、これもまた「ムラ八分」の憂き目に遭っているからある。

コラム●『ガン呪縛を解く』（稲田芳弘著）より抜粋（P231～P236）

～千島学説は実証されていた！

変化のプロセス「AFD現象」

寄り合って、溶け合い、そしてそこから分化発展していく。これが生命体の基本的な変化のプロセスだと千島博士は言う。そしてこの変化のプロセスを、千島は「AFD現象」と名付けたが、これと全く同じプロセスを経てガン細胞を培養実験できたことを発表し、一大センセーションを巻き起こした学者がフランスにいた。それはパリ大学のアルペルン教授で、ガン細胞を培養してその変化を顕微鏡で観察していたところ、なんと赤血球が寄り集まってやがて融合し、ついにはガン細胞と化したというのだ。この観察論文をアルペルン教授が「Ｍａｔｃｈ誌上」に発表したところフランス学会からは大反響が湧き起こり、フランスのマスメディアも「ガン問題の重要なカギがフランス人によって発表された！」と大々的に報道した。（略）

ガン細胞の起源に関するアルペルン教授のこの発表は、すでにそれよりも5年前に日本人の千島教授が発見し、発表していることである。だからガン細胞の起源の発見者はアルペルン教授ではなく、日本人千島教授であることを広くフランスの学会に発表する。これは科学研究上発見の先取権が重要であるからであって、私はあえて科学的良心をもって、このことを広くフランスの学会に知らせたい。

ステファノポリー博士がこのように千島をサポートしてくれたのは、すでに千島学説を知っていたからだった。千島が慶大医学部が発行する英文雑誌に『ガン細胞の起源』と題する論文を１９６１年に発表したが、それをステファノポリー博士はすでに読んでいて、大いに共感したからこそ、わざわざ千島にアルペルン教授の発表の反響を教えてくれたのである。

ＡＦＤ現象による赤血球のガン細胞化、つまり千島の「赤血球分化説」と「細胞新生説」に対し、海外ではまずソビエト医学アカデミーの正会員であり医学アカデミー細胞研究所長レベシンスカヤ女史やクリューコフ博士らがいち早く賛意を表し、またフランスでもこのように、ステファノポリー博士らが全面的な支持を表明した。

（略）ここで強調したいのは、「ＡＦＤ現象により、赤血球がガン細胞化した」とフランスでも発表されたという事実である。つまり、誰であっても丹念に観察しさえすれば、その事実を確認することができるのだ。

これは「赤血球がガン細胞化した」、つまり千島学説の「赤血球分化説」を裏付けるものだったが、その一方、「ガン細胞が血液に戻った」と、千島学説にいう「血球の可逆的分化説」を裏付ける発表も、１９７５年1月4日付読売新聞の一面トップで華々しく報じられた。

タイトルは5段抜きで、そこには以下の大きな活字が踊っていた。

ガン細胞が正常に戻った
３つのグループが実験に成功
発生のメカニズム解明　完全治癒への希望

癌研究会癌研究所の菅野晴夫所長ら3人は、ネズミの赤血球からできたガン細胞に核酸（ＤＮＡ）の合成を阻止する薬剤を加えると、ガン細胞が正常赤血球に戻ることを発見した。また、京大ウイルス研究所の市川康夫助教授の研究では、ネズミの白血球性乳ガン細胞を、ネズミの胎児のセンイ芽細胞の溶液に接触させたところ、ガン細胞が2種類の細胞、つまり正常赤血球とマクロファージ分化したと発表。さらに、国立ガンセンターの穂積本男共通実験室長は、ネズミの乳がん細胞をネズミの腹に注入後、8日目にその腹水を白血病細胞に与えたところ、そのガン細胞が正常化したという。

いずれも「ガン細胞が正常な細胞に戻った」という点が共通している。独自にこの画期的発見をした5人は、高松宮妃癌研究基金学術賞を受けることになった。

実質的に「千島学説」を認めながら

この記事が「読売新聞」一面トップを飾ったのは、いまからほぼ30年前のこと。思えば、「序章」に書いた児玉隆也がガン宣告を受け、不安と恐怖の「ガン呪縛」に苦しんでいたころだった。この記事によれば「ガン発生のメカニズムが解明された」とあり、そこにははっきりと「赤血球からできたガン細胞が、再び正常な赤血球に戻ることを発見した」と書かれている。つまりこの記事が意味するのは、ガンは血液から生じて血液に戻ると提唱した「千島学説」を、癌研究会癌研究所と京大ウイルス研究所、さらに国立がんセンターという権威のある3つの機関が、それぞれ顕微鏡観察をもってはっきりと裏付けてくれたということだ。

しかも、これらが「完全治癒への希望」を開いたこともあって、この画期的発見をした5人は、「高松宮妃癌研究基金学術賞」を受けることになった。少なくともこの時点では、千島博士が言う「赤血球分化説」と「血球の可逆的分化説」が実質的に高く評価され、その結果として5人が晴れて「高松宮妃癌研究基金学術賞」を受賞したのである。

ちなみに「高松宮妃癌研究基金学術賞」を調べてみると、これにはまず学術委員の推薦が不可欠であり、ノミネートされた候補の中から学術委員会が選考し、最終的には理事会において承認されるという。ということは、その当時かなり多くの学識経験者が「赤血球→ガン細胞→赤血球」という変化（ＡＦＤ現象）を認め、そこに「ガン治癒の希望」が見えたからこそ表彰を決定したわけだ。しかし、5人が発表した観察の基礎理論とも言うべき学説を発表した千島喜久男に対しては、評価も全くなければ、大学教授時代には研究費も全くつかずゼロだった。そのことになんともやりきれない思いがする。しかし少なくとも30年前は、このように千島学説的な観察が高く評価されていたのである。

（略）そこで千島は、３グループ５人の学者に対して丁重に英文論文などを送り、そこに次のような一文をしたためて添えた。

あなた方は、私のガン細胞の起源や運命についての新説をご存知か？

それらをあなたの論文に引用しておられるか？

もし知っておられなかったのなら、私の説をどう考えられるのか？

この質問に対する５人の学者の反応は、全くの「なしのつぶて」だった。彼らは千島学説を完全に無視するかたちで、受賞の栄誉にだけはしっかりとあずかったのだ。そのことを千島の記録で知ったとき、ぼくは無性に悔しく、悲しく、虚しい気持ちにさせられた。もしも彼らがそのとき千島学説の正しさを認めてくれていたとしたら、その後のガン治療が大きく変わっていたのかもしれないからである。

その2　最先端医科学に見る「千島学説」

こうしたことを踏まえながら、千島学説に視点を起き、ガンとは何か、ガン医療とはどうあるべきなのかを問うてみたい。

千島学説と言えば、夫、稲田芳弘がその著書『ガン呪縛を解く〜千島学説的パワー』でその本質に迫っており、ネットや書籍、講演活動を通してその復権にも大きな貢献をしたものと思われる。学説の生みの親、千島喜久男博士はかつてはノーベル賞の候補にもなったが、西洋医学を礎にした医学界の壁は想像を絶するほど厚いものだった。氏は、レベシンスカヤをはじめとして海外の学者からも高い評価を得て、華々しく内外のマスコミに取り上げられ、度重なる講演活動も行ないながら、ついには偏狭な伝統医学界から排除されてしまったのである。そうなると、研究費も出ない。さらには、千島学説を追試したり、肯定するような実験結果を基にした学術論文が提出されても受理されないという事態も招いている。これほどのバイアスの入った医学界とは一体何ものなのか。

その学説は、『ガン呪縛を解く』に明らかなように、まさに生物学や医学の基礎理論そのものを覆す観察事実に基づくものであり、革命的理論といって差し支えない。例えば、赤血球が細胞の母体であるという「赤血球分化説」を唱え、ガン細胞は、劣化した赤血球のＡＦＤ現象によって増殖したものであるとした（コラム参照『ガン呪縛を解く』より）。生命発生の謎さえも見え隠れするこの現象については、『水と珪素の集団リズム力』の著者、中島敏樹氏が寄り集う水の創造的な「集団リズム力」からも論証できるとしている（巻末資料参照）。

千島喜久夫博士は、正常細胞もガン細胞も分裂で増えるのではないことを観察し、いまだに定説となっているウイルヒョウの細胞分裂説を否定、むしろ血液状態の劣化により免疫力が低下して全身状態が悪くなるがためにガン細胞が増殖すると唱えている。つまり、千島学説では、ガンは、血液細胞の劣化にともない、体全体の免疫力低下で発症する「全身病」であることが示唆されている。

細胞分裂でガン細胞が増えるのではないというのは、言い換えると、ガンは「倍バイゲーム」で増える怖いバケモノなどではなく、免疫力の力を頼みにむしろ治癒しようとする自らの一部なのである。だから、本来、ガンの進行は遅い歩みであり、免疫力が好調であるなら、治癒する「全身病」だと言える。間違っても、局所に限局されたものではないので、手術で取れば、ガンがそれで治癒するというわけではない。忘れてはならないのは、全身の免疫力を改善することである。

ところが、抗ガン剤は、固形ガンを縮小させる効果はあっても、延命効果がないことはもはや事実と言うべきであり、抗ガン剤は、その毒性により、逆に全身状態を悪化させる可能性が高く、ガンの治癒を遠ざける。

今年のノーベル医学生理学賞に、注目のｉｐｓ細胞の研究が認められた京都大学の山中伸弥教授が選ばれ受賞したが、実は、このｉｐｓ細胞について、『隠された造血の秘密』の著者である酒向猛氏（医博）が、テーマである千島学説の証明にからんで、興味深い見解を述べている。医師の酒向氏は、大学院時代にすでに千島学説の追試を行い、実証している。ところが、大学ではこうした生物学を認めず、博士号論文は別の研究で取得されることになったという。その酒向氏が、著書の中で次のように書かれている。

「幹細胞の研究が進むにつれて、『幹細胞が今まで考えられていた以上に広範囲な分化能力を持ち、さらにいったん分化した細胞もかなりの割合で逆分化する能力を持っている』という驚くべき事実が次第に明らかになってきている。これを見ると、千島が１９５０年代に唱えた『すべての組織細胞は可逆的分化能力を持つ』という学説が序々に証明されて真実味を帯びてきたように見えるのである。

（略）それまではＥＳ細胞のみにあらゆる種類の細胞に分化する能力が証明されていたが、ｉｐｓ細胞の登場により皮膚の繊維芽細胞にも多分化能が備わっていることが証明されたのである。

皮膚の繊維芽細胞に、あらゆる種類の細胞に分化する能力すなわち多分化能が備わっているとすると、体のすべての細胞に多分化能が備わっている可能性があることになる。研究が進めば、やがては体中のすべての細胞から遺伝子操作でｉｐｓ細胞を創り出すことが可能になるだろう。これは千島が唱えた『すべての組織細胞は可逆的分化能力を持つ』という学説を証明することである。

（略）

『すべての細胞が周囲の環境の影響により変化して、すべての細胞に変化する』ということになれば、体の中は幹細胞で満ちあふれているという結論になる。ならば、造血機能ですら、骨髄の専売特許的機能ではなく『すべて細胞のあるところ造血機能がある』ということになる。骨髄造血説は単に、人間の都合で観察しやすい組織の造血現象の一部を見ていたに過ぎないことになる」

ここでは、すべての細胞が造血幹細胞に分化すると言いたいわけであり、それは、そのまま「細胞が赤血球に逆分可する」という千島学説の立証を示唆するものである。

さらに著者は、妹尾左知丸氏の革新的な「幹細胞論批判」にも言及し、次のように述べている。

「妹尾は『未分化な幹細胞』は誰もその形態を見たこともなく、そのようなものは初めから存在しないと考えた方が妥当であると述べたが、妹尾の予想に反して、『未分化な幹細胞』はちゃんと存在していた。最新の生命科学は、未分化な幹細胞であるＥＳ細胞を発見したからである。さらに、千島学説からは、赤血球も『未分化な幹細胞』なのである。」

この『隠された造血の秘密』によると、さらに、千島学説を追試して医療に生かしている医師の森下敬一氏も、千島喜久男氏の理論を支持し、赤血球を未分化な幹細胞であると主張している。これは、赤血球が最先端の科学が認めるＥＳ細胞と同様であるということを意味している（コラム参照『ガン呪縛を解く』より）。

酒向猛氏が指摘しているように、最新科学の「幹細胞論」には、こうした千島学説の実証に近づく研究が注目される。さらに、『ガン呪縛を解く』でもその大きな主張の根幹をなしているが、いまだにウイルヒョウにもパスツールにも疑問を呈さない現代生物学、医学の壁を突き破る意識も育たないのは大きな問題であると言える。

ＥＳ細胞やｉｐｓ細胞がそんな我々の前に出現し、千島学説への検証を迫っているように思われてならない。

それによって、いまだ解明されていないガンの本質が明確になるのではないだろうか。千島学説では、『赤血球分化説』で唱えるように、赤血球はすべての細胞の母体であるとしており、これは、言い換えると、赤血球が「未分化な幹細胞」であるということを意味している。すなわち、免疫力が低下し、赤血球が劣化すると、ＡＦＤ現象を通してガン細胞が発生する理屈である。

すると、ガンを治癒させる最も理にかなった治癒方法は、全身状態を改善することと言えないだろうか。抗ガン剤を使えば、その毒性のために血液の劣化がさらに促進されることになる。それは、治すものではなく、かえって発ガンさせるリスクとなる。

「千島学説」復権の火付け役にもなった『ガン呪縛を解く〜千島学説的パワー』には、千島学説の全体像が分かりやすく述べられているので、ぜひ参照していただきたいものだが、それにより、夫がなぜ抗ガン剤治療などの三大治療を拒否したかの明確な理由も理解される。近藤誠氏が唱えているように、ある意味ではそうした治療を受けなかったがために、夫は、ガンに罹患してから、10年も延命したとも言える。その代わり、ガンを敵視することなく自らのものとして共生しつつ、ＱＯＬの高い密度の濃い人生を通して「素晴らしき定命」（天寿）を全うした。それは、一環して「楽天主義」を友とした哲学的でクリエイティブな人生を保証するものであった。

私は、宿無しで、一文なしだけど、心はほがらかです、私は、宿無しで、一文無しだけど、心はほがらかです、私は…（繰り返し）

夫がおどけて歌っていたこの曲が、時折、脳裏の片隅からよみがえるのである。

コラム●空気呪縛を解く（稲田陽子）
～マスメディアとホメオパシー

２０１０年の8月、朝日新聞を賑わせたのは、例によって偽医療摘発の記事であった。それは、欧米で支持されている代表的な代替医療である「ホメオパシー」の摘発である。これは、ドイツの医師ハーネマンが創始した「医療」であり、元来病気の原因になっているとされる「毒」を天文学的数値まで水で希釈したものを利用して自然治癒力を高めて治癒に到らせる「同種療法」と呼ばれるものである。ところが、量子力学的考察を持たない既成の医学は、この水にその毒の分子は何も発見できず、「ただの水」だとしか思い到らないようなのである。つまりは、朝日新聞は、既成の医学が認めないものを権威筋の談話とともに、違法であり、ただの水を薬として治療に使っているのはもってのほかとして、「ホメオパシー」をオカルト的な扱いをして、バッシング記事を作成した。

まさに、記者は、ホメオパシーの歴史も、その２００年に渡る臨床実績、またその学問的に体系化された理論もすべて度外視した上で、無知をさらしたまま平気で書いている。たとえ、その記事に出ていた事例が、ホメオパシー治療の失敗例であったとしても、なぜそれがホメオパシーバッシングにつながるのだろうか。ならば、どれほど西洋医療が過ちを犯し、多くの犠牲者を出してきていることかを記者はなぜ言わないのだろうか。一つの事例を鬼の首でも捕まえたかのように、感情的に「宗教的洗脳」と報じ、一方的にホメオパシーそのものを否定する理由は見当たらない。

こうした報道でホメオパシー医療が抑圧されているなか、日本の一般社会には根強い広がりも見られており、ホメオパシー医療を実践する医師も少なからずいる。また、民間では、健康食品としてのホメオパシーを販売することしか許されなくなっているが、それでも、ホメオパシー医学は、必ず、進化した医療社会に受け入れられるときが来るにちがいない。

それにしても、朝日新聞による空気呪縛は、時代に逆行する非常にマイナーなものだ。ホメオパシーの理論は、すでに量子力学的な裁量には十分に耐えうるものだからだ。

今年、2012年の1月に私は、中島敏樹さんの原稿を本にするように依頼され、読み込みを始めていた。それは、「水と珪素の集団リズム力」というタイトルで、、私は、そこに「驚異！水の生命場を実証」という副題をすべて読み終えたところで付け加えたのである。

著者の中島氏は、これまでのミクロ科学からマクロ科学へのパラダイムシフトとなるべく、「集団」と「脈動」という概念を水分析に導入し、巨視的な視点から水の「集団リズム力」によって新たな突然変異機能の創出を発見した。従来の微視的科学観からは到底理解しがたい事実を見出している。すなわち、ミクロな視点では、水に存在する原子や分子、そしてイオン物質のみにとらわれてしまい、粒子の世界として水を分析するに留まる。しかし、マクロな視点をもってすれば、「原子や分子、さらにはイオン物質のみでは決して発揮できない、寄り集うものとその寄り集い方に起因する新たな集団振動（リズム）」によって水の創造的生命場が創出するということになる。

ここにある革新性とは、水の「集団リズム力」によってそれ自身を変革させていることが実験で確認され、量子論的に実証されている点である。とくに、集団で振動することにより、突然変異機能を創出するという観察事実から、同種療法・ホメオパシーの機能も実証されるわけである。

すなわち、希釈された「毒」である当該物質は、どんな分子としても発見されないが、ホメオパシー機能水は、その水特有の「集団リズム力」で創出されていることを中島氏の実験で立証されている。

例えば、ホメオパシーにアーセニカムというものがある。これは、ヒ素を天文学的数値まで希釈して作られたもので、すでにこれには物質としてのヒ素は発見できないが、情報としての振動が新たな「生命場」を創り出している。。

この情報を体内に取り込み、自然治癒力を引き出すことで治癒させようという試みが、ホメオパシー医療なのである。

私たちの体そのものも、ほとんど水によって出来ていると言っても過言でないほど、血液やリンパ液など水分を含んでいる。中島氏の意念エネルギーの実験からは、いわば密封された状態で水が含まれる体内で、周囲の場のエネルギーが抱えこまれつつ、発信される情報への共振、共鳴が行なわれることもよく理解される。

ヒ素という物質のエネルギーも、意念のエネルギーも、場のエネルギーもともに、振動する情報エネルギーとなって、水に共鳴共振現象を起こし、突然変異機能を生み出す。いずれも「目に見えないエネルギー」であり、物質粒子にのみとらわれていれば、いつまでたっても、こうした波動世界への科学的探求はおざなりになってしまうことだろう。そうなると、ホメオパシー証明のパスポートなどいつまでたっても手に入らないのではないだろうか。

ミクロではなくマクロな観点から実証されているように、「水」は、さまざまな情報を取り込み、「集団」で寄り集うことで「リズム力」を発生させ、新しい突然変異を起こす。これがために、水が映し出す情報という振動（波動）が命そのものの健康を司る「生命場」となる。


ホメオパシーはこうして量子論的に実証もされうるのだが、朝日新聞は、それを安易に排除しており、一方、さもありなんと言わんばかりに、権威筋の医学組織からもボイコットの憂き目にあっている。これは、従来の医学が量子物理学を取り入れない限り、いまだに最高の権威であり続けるからにほかならない。

この空気呪縛は、世間の目を曇らせ、人々の代替医療への懐疑心を強めることになる。と、同時に「抗ガン剤ムラ」を抱え込む西洋医療信仰を温存させ、「魔女狩り」まがいのことまで許してしまうのである。

現代医療は、もっと目覚めるべきである。

心身一如の弁証法とサトルボディー

千島学説で、千島喜久男氏が提唱している8大原理の中に、「心身一如の弁証法」がある。これは、心身が相関的な有機性を持って、互いにつながりあい、影響しあっていることを意味している。そのため、ガンの治癒には、「気血動の調和」が必要であるとし、「腸管造血説」による腸内の浄化を促す玄米菜食を勧めるとともに、適度な運動や心の健康による気の流れの調整などにも注意を向け、自然治癒力を活性化させることを重要視していた。ここには、哲科学的な宇宙的視野も見られ、とりわけ気に関しては、螺旋形のエネルギーであると考えられた。ところが、最先端の量子物理学の世界では、物質がすべて波形のエネルギーであることは常識であり、こうした事実も千島学説の先見性を支持するものである。

もっとも、医学分野には、この量子物理学が排除されており、いまだに旧態然としているのは、どうしたことだろうか。

一方、心理学の世界では、ユングがまず心身の共時性を言い出している。これは、マイヤーによって発展され、今日言われるように、心身はともに影響を及ぼす共時性を有しているということになる。そして、ユングもマイヤーも、その心と体の中間領域をサトルボディーという概念で捉えている。ユング派のなかで、元型論を中心とした学派では、「たましい」という概念と相似的に考えているのが興味深い。

つまり、サトルボディというのは、いわば肉体と精神の声（情報）を反映している一つの「場」ということなのかもしれない。言い換えるなら、この「場」に心身の不調和が蓄積されたときに、ガンなどの病となって、肉体に現象化するのだと解釈される。

この心身の相関性は、カナダの生物学者であるガストン・ネサーンもソマチッド研究の中から指摘している。ネサーンは、ガンは、ソマチッドが病的な状態のときに起きており、また、そのソマチッドは感情の不具合にも反応する免疫力のバロメータであるという。これについては、『ソマチッドと714Xの真実』（稲田芳弘著）に詳細が述べられているが、要するに人間というのは、ただ機械的な存在などではないわけで、心身が分ちがたく影響し合う有機生命体であるということに間違いがない。

さらに、中島敏樹氏は、水を介して意念エネルギーの解明も行なっており、それによると、人の意念エネルギーもその周辺の場のエネルギーを取り込みながら、水に転写、記憶され、それはそのままその二つのエネルギーの重畳波となることが実験で立証された。このことは、「水の集団リズム力」により、水がさまざまな「場」のエネルギーに共振という振動を起こし、新たなる「生命場」を創出していることにほかならない。ちなみに、同様にホメオパシー水についても、その「情報場」が確認されているなど、中島氏の興味深い観察事実がある。

しかし、現状の医学は、頑な西洋型アロパシー医療（攻撃的な対症療法）を中枢にしているため、しばしば心身は分離され、患者を機械の修理の対象のように考えてしまう思考法に支配されてしまうことにもなりかねない。そこに現実の生命体である患者への不遜な無理解も生まれうるのであり、病院のコンセプトとシステムが進化しない限り、働く医師や看護師の意識も変化し得ないのではないだろうか。あるいは、ホリスティックな視点を持ち合わせている医療者がいても、現状ではそれは潰される可能性の方がむしろ高い。

いまや量子物理学の世界からも医療改革が迫られていると言えないだろうか。プラシーボ効果が存在するのは認めている医療界であるのに、その本質には決して触れようとも、迫ろうともしない。これは、たとえ偽薬であっても、それがクスリであると信じ込まれているために、良い暗示効果として患者に作用するというものである。この暗示効果とは何か。どこから来るものか。なぜこのようなことが起きるのか、その根幹を追求すれば、心身の相関性についても当然認識を新たにすることができるはずである。まさに、西洋医療の限界を感じさせるのが、このプラシーボ効果であるが、同時に「西洋医療の突破口」となる大きな可能性をも秘めているのである。

1999年にWHOが健康の定義の改正案を「健康とは身体的・精神的・霊的・社会的に完全に良好な動的状態であり、たんに病気あるいは虚弱でないことではない」として、提案している。これは、国際認識が変わりつつあるということなのだろうか。しかし、日本の医療ではスピリチュアリティをオカルト扱いすることには長けているようで、到底科学的な見識を持っているとは思えない。ここにある「霊的」という概念が日本の医療の世界に導入されなければ、ホリスティック医療の国民的実現も難しい。もちろん健康保険が適用されることもない。量子物理学が日本の西洋医療を変革しないかぎり、相変わらずホリスティックな医療は、肩身が狭いままであろう。

まして、千島学説が検証され、認知されなければ、ガン医療の未来も悪循環を繰り返すのではないだろうか。そうした未来を覆すには、iｐｓ細胞やES細胞の研究がさらに進化し、また、ソマチッドの謎がすべて解明され、千島学説も「古典」となっていなければならない。

日本の医療社会で「霊的」という概念が受け入れられるなら、確実に日本の病院医療は変わるはずである。自然治癒力が復権し、当然ガン医療への対応も変わってくることになる。すると、代替医療と言われる世界にも変革が起きるのではないだろうか。研究が進み、基準が生まれ、臨床データも取られるようになることだろう。

夫は、自らの意思で抗ガン剤を始めガンの三大治療の犠牲にはならなかったが、最後に「抗ガン剤ムラ社会」の「壁」に阻まれ、また代替医療の分野でも被害を被ることになったのはあまりに皮肉なことであった。

夫は、最期の療養先となった和歌山のある世界遺産になっている滝に行くときに、何気なく笛吹童子のイメージが何故かこころに浮かぶのだと言っていたものだ。それは、その地に向かう少し以前から口にしていたことだった。「笛吹童子」とは、戦後大流行りした時代劇映画のヒーローで、笛の音を響かせて、いわば戦乱の世に浄化をもたらす平和の使者である。当時まだ子どもだった夫の心を捉えた「笛吹童子」のおぼろげな笛の音が脳裏に響いたとでもいうのだろうか。夫がなぜそのイメージを滝に重ねたのかは、いま思えば、不思議としか言いようがない。その地で遭遇した理不尽で過酷な運命を思うとき、それは夫が最期までガン医療社会の「荒野」に出でてその使命を果たすためだったのではないかと、その地に赴いたことにある「運命的」なものを私は察知してしまうのだった。

夫がジャーナリストとして、またそれを超えて、自らの心身をもって「取材」した最期の日々のことを私は、ここに夫である「稲田芳弘」とともに伝えたい。(了)

●巻末資料〜「千島学説」のエビデンス

以下の文章は、『水と珪素の集団リズム力』（Ｅｃｏ・クリエイティブ刊）の著者、中島敏樹氏から寄せられた感想から、抜粋したものです。これは、「千島学説復権の火付け役」とも言える『ガン呪縛を解く〜千島学説的パワー』の内容に中島氏の「集団リズム力」理論による実証的エビデンスを与えるものとなっています。

稲田芳弘氏の秀作『ガン呪縛を解く』を読んで

中島敏樹

まず、情報収集力の幅の広さと内容の奥深さは圧巻である。何よりも著者個人の人生哲学、並びに肉体的実体験を総動員して、集積情報の融合を果たし、統合論への纏めを十分に果たしている。自然の摂理と人の道の融合の一貫性が、心引かれる求心力を為しているようである。其処には、事象の根柢を透かし見るが如き鬼気迫る説得力を感じた。だが、科学の堅苦しさを感じさせない平易な話術が、先へ先へと読者を誘ってくれる心地よさも感じる。人触り人受けの良い評論的大衆ジャーナリストの論を超え、求道の精神に満ちた個人的論評は、勇気ある社会の先導的言論そのものと、感じ入ったものです。

責任ある大人の顔を髣髴とさせる新世紀の指南書の一冊ではないだろうか。同じ山の彼方を見つめ、歩み続ける先駆者の背を見ているようで、頼もしきエネルギーを存分に感じました。少なくとも中島は、偶然に出会った自らの晩生の歩みと重ね合わせ、そう受け止め拝読しました。

ですが、現実は、すべてが解決されたと言う訳でもなく、あぶり出しの課題もあれば未確認論も見受けられます。小著「水と珪素の集団リズム力」との共通話題も多く、集約論点の共鳴・非共鳴の明確な整合性の比較検証が、お互いの技術進展には必要かと受け止めています。また、それは、稲田著書の新たな追加エビデンスに絡むものも少なくはない筈と勝手に判断しています。中島の私的判断基準で稲田氏の御著書を覗き見、その所見の概要を下記します。

7（『ガン呪縛を解く』P１８０）　これに対して千島学説は（略）「血は腸で造られ、血からすべての体細胞と生殖細胞が作られる」としている。しかも断食で血の原料が得られなかったり、病気のときや大量出血などの異常事態が発生したときには「体細胞が血に戻る」という可逆性があり、骨髄で血が作られるというのはそういった異常事態での一部的な現象という。早い話千島学説では「食べたものが腸で血となり、血が細胞に分化（進化）して体を作り、血が不足したり病的になった場合には、体細胞が血に戻っていく」、つまり「食べたものが血となり、肉となる。そして状況次第で肉（細胞）が血に戻ることもある」としている。

＊（中島氏コメント）ものすごい、初めての出逢いの事象論に感動です。自らの実験を思い出しながら、不自然さ、違和感を覚えることなく、納得と快感を持って読み進めたものです。『生体内での恒常性維持のため原子転換が普通に行われているであろう現象を、焼成牛骨粉の溶解実験で明らかにした。カルシウム、ナトリウムのみならず中間生成物のカリウム、マグネシウムの存在まで現出した。さらに、周辺の珪素、アルミニウム、硫黄まで確りと現出した。生体の恒常性維持は、周りの環境変化を敏感に受け取り、自らの持ち合わせモノで遣り繰りしている様が窺える。』

生命の凄さを実感させられた。自然の支え合い、柔軟さ、そして何としても生き抜く「ど根性作用」は、神秘的相似象であるとの意を強く感じました。

9（『ガン呪縛を解く』Ｐ１９１）千島がやったように、中腎と生殖腺を一体とした標本の場合、細胞は安心して本来の活動を続行することができるが、他の研究者のように中腎から切り離して生殖腺だけを単独に取り出すと、細胞はそこに異常な環境変化を感じ取って異常な活動を始めだす。危機状態に直面した細胞は、平常時とは全く違った活動を開始するのである。（略）しかり、環境や状況しだいで、生き物たちは行動パターンを大きく変える。それは同じ生き物である細胞の場合でも全く同じだったのである。（略）しかし細胞や血液は体全体とつながって生きているものであって、それを無視した観察から「本来の命の営み」を見ることは出来ない。
＊（中島氏コメント）地上の生命継承の根幹があぶりだされた事象解明と受け止めました。環境が融通を利かすのではなく、命の作用自らが臨機応変に融通を利かさないと生きていく資格がないのだと自分に確りと言い聞かせました。
韓流時代物の宮廷医のテレビドラマ「ホ・ジュン」で東洋医学の真髄の触りを観ました。自然との一体感のすばらしい科学性を興味と感動を持ってわくわくしながら連続何時間も観たものです。ユ・ウイテ心医が、自らが末期の胃がんであることに気付き、その時代に最もタブー視された解剖による医学の発展にと、自らの命を弟子に与えるというシーンが圧巻でした。息をつめて観たものです。何故、死体の提供ではなく、生きた状態を維持した死後硬直前の解剖が

大事なのか、上記にて初めて納得することが出来ました。改めて東洋医学や道教の中庸の大切さを身近に感じたものです。

10（『ガン呪縛を解く』Ｐ２００）　だがぼく自身は「がん細胞異常増殖イメージ」の呪縛には落ちていなかった。ガンのその異常な増殖イメージはウイルヒョウの細胞分裂説から来たものであるが、その「定説」自体が間違っていると考えているからである。その根拠は言うまでもなく千島学説にあり、千島は「ガン細胞も赤血球から分化したもの」といっている。いや、これは千島の想像でも言葉だけの哲学でもなく、彼が実際に幾度も繰り返し観察してきた「事実」だった

ガン細胞は細胞分裂によって勝手に増殖するものではなく。劣化して病変した赤血球が集まってがん細胞に分化する。そして赤血球は食べ物から造られ、しかも意識や感情、心理状態などに多大な影響を受けている。

＊（中島氏コメント）　小生も集団の重要性と働きを語るとき、すべて実験結果を基に、振動、ゆらぎと位置づけた。現象の事実が真実であり、その真実をもって世界で初めての集団振動論として謳った。臆することなく淡々と述べることができた。自分で経験したから確たる信念に

留めることができたが、稲田氏は千島学説を信頼仕切れる位までに読解力、理解力を身に付けていたからに他ならない。それを上まわる自然との一体感を感性として磨かれていたことは想像に難くない。千島先生に成り切って論破しているところがすごい。

人の意念が健康に大きく影響を与えることを、人体に最も近い水に映して幾度も繰り返し治験した。微弱な交番磁界の為せる業であることが判明した。宇宙普遍の真空エネルギーとも見なされる「場のエネルギー」との共鳴、顕在化エネルギーによる活用の様々な術があることも納得できた。それらは、究極的には電磁誘導作用による生体電気エネルギー励起に結びついているとの、実験結果であった。この度の小著を、稲田氏の確かな根拠に加えていただければありがたい。

11（『ガン呪縛を解く』P205）　8．生命弁証法：生命現象は波動と螺旋運動であり不断に変化してやまない。

以上の8大原理のうち。1～7は千島が観察事実に基づいて発表したものであり、8はその事実から帰納した千島ならではの「哲科学」である。つまり自然や生命の現象を素直に眺めてみるときに、そこに科学を統合する全く新しい哲科学の体系が現れ出るというわけだ。（略）このように「千島学説」は「8大原理」からなる「生命・医学の革命的な学説」であり、その

1〜7までは観察事実に基づいて発表したものだ。しかし、それだけでは「科学＝部分的学問」に過ぎないため、千島はそれらを統合するかたちで「第8」の「生命弁証法＝哲科学」を打ち出した。（略）それはともかく、「ガン呪縛」から開放されるためには、千島学説からのアプローチが不可欠となる。なぜなら現代医学は、間違った生物・医学理論に基づいて構築されたものだからだ。

＊（中島氏コメント）　8大原理すべてがすごい。①赤血球分化説、②血球の可逆的分化説、③バクテリアやウイルスに自然発生説、④細胞新生説、⑤腸造血説、⑥遺伝学の変革（遺伝と血液・生殖細胞・環境）、⑦進化論の盲点、⑧生命弁証法・・・

残念ながら一般的医学解説書には、造血はすべて骨髄で為されるとある。何ゆえ千島学説が医学の主流になりえないのだろうか。第4項で述べた稲田氏の勇気ある発言が想い出される。特に④細胞新生説の原点がＡＦＤ現象、ものの寄り集いが一等最初であるとの指摘は、この度の小著の真髄『寄り集い群れて輪す』と同調するものであり、非常な親近感、一体感を覚えたものです。感極まりでした。

さて、ＤＮＡは螺旋運動をしている。血液も血管内を層流で流れているとは思えない。血管の形状から判断すれば螺旋渦流ではないだろうか。また、人の気の流れも螺旋状とする科学者は多い。千島学説の統合論は心強い一押しである。

科学という言葉の真意を知りました。なるほど細分化、専門化、単純法則化がもともとの意義ならば現状の科学のあり方も「さもありなん」というところ。生命など集合の意義は、哲学とのこと。今後、科学の妄信は慎むべきと、再度自分に言い聞かせました。

12（『ガン呪縛を解く』P223）実際今の生物学では、細胞自体が瞬時に「今自分がどんな場に置かれているか」を認識して、正当な場に置かれた時には正の反応を起し、場が形成されていない場合には、負の反応しか起さないというところまで分ってきているのだ。

＊（中島氏コメント）「場」の概念は非常に重要なので、この度の小著では大きく取り上げた。稲田氏の情報では生体の正当な場とは「生体恒常性維持の順な状態時」と見て秩序ある集団活動と見ることが出来、場が形成されていない場合は「生体恒常性維持の不順な状態時」と見て秩序が乱され集団活動が為されていないと読み替えてみることもできる。小著の水の集団の変化、すなわち秩序の再構築であり、外部の電界変動も大きく影響を与える。意念エネルギーも電界の変化として影響を与えているのである。水は生命体の溶媒で最も重要な媒体で場を形成

している。当然ながらその媒体のリズムがその場で行われるすべての活動に影響を与え、順なリズムは正の触媒、酵素活動、不順なリズムは負の触媒、酵素活動を為すのである。小著の主張は、稲田氏の解説との同調であり、もう一つのエビデンスといえるでしょう。

13（『ガン呪縛を解く』P226）　これに対して千島は、「生命現象は不断に流れ、変化し、留まることがない。そしてその運動方向は波と螺旋である」と、それまでの生物学や医学とは全く異質の「生命弁証法」的なものの見方を打ち出したのだ。科学は明解な法則や公式を好み。科学者たちは自然の活動を明快な公式に押し込めた。しかし自然界では、法則や公式通りに事が起きるとは限らない。人間が発見したその法則というのは、あいまいなものを切り捨てて抽出したものだからであって、すべてが単純化された法則通りに動くというものではない。

＊（中島氏コメント）「生命エネルギーは集団のベクトルが揃った動的リズム力にて顕在化する」と、この度の小著で述べた。千島学説の主張も生命・生体エネルギーは交番的変化の方向性を有した磁気エネルギーの作用を述べているものであり、心強い論旨です。

また、小著で述べた、マクロな集合体の作用の解明には、振り落とされた重要な機能があると述べた。ミクロな世界の行動形態もマクロな世界の行動形態も同じとする法則化には問題があると厳しく問うた。突然変異現象は法則化できないものである。同調意見で頼もしい限りです。

14（『ガン呪縛を解く』P231）　寄り合って、溶け合い、そしてそこから分化発展していく。これが生命体の基本的な変化のプロセスだと千島は言う。

＊（中島氏コメント）　第6項でも生命誕生論は述べた。宇宙誕生はじめ、ものの生まれのすべては、いかなる形態、如何なる作用とも、寄り集うことから始まる。寄り集う意志は、ものであれ、生命であれ、周囲との相互作用で為されている。それらは、宇宙の場で為されたことも事実である。宇宙のゆらぎが場の濃淡を誘い、エネルギー凝集場所が生じビッグバンが無数点から発生し、素粒子はじめ宇宙物質が顕在化したといわれ、137億年を経過した現在の宇宙があると言われている。

宇宙の誕生も生命誕生も同じプロセスで為されたとするのが、「自然の摂理」ではないだろうか。そういう思いで、小生の私的見解を、小著で述べた。根底と歩調を同じくする千島学説には、「ぞっこん」です。

15（『ガン呪縛を解く』P242）　千島はこの「骨髄造血説」に対して、そこには数多くの盲点があると言う。まず健康で正常な栄養状態にある成人の骨髄は、脂肪（黄色骨髄）で充満していて、造血作用などはほとんど見られない。（略）そして、その「骨髄の中の脂肪」が、絶食や大量出血などといった異常事態に遭遇したときに、赤血球に逆分化していくというのだ。

＊（中島氏コメント）　第９項でも生命のすごさを述べた。何億年もかけ地球の生命が誕生し、さらに十数億年近い年月を経て、核を護る核膜を持った真核生物が誕生した。生命とは、そんなにはかない、柔なものではない。きちんと顕在化した責任を果たし「命の継承」を何が何でも図っている。生命そのものの奥の働きが見えていてすがすがしい。自然の摂理を確りとわきまえた、命の活動以外の何物でもないと考えています。

16（『ガン呪縛を解く』Ｐ３２２）　マクロビオテックを語る場合、桜沢如一の名を忘れるわけにはいかない。

＊（中島氏コメント）　この度の小著でルイ・ケルブランの原子転換論を語った。ルイ・ケルブランは、桜沢氏の東洋思想の陰陽の事象原理の助言を得て、原子転換論を確立できたと述べている。桜沢氏の助言とは原子の核の結ぶ目には強弱があるという。原子核は容易に弱い結び目から、ある集団単位で分かれるとしている。

小生は、核の場のある振動、リズムの同調が為されたときに、集団の分離が容易に起こるものと推定している。それが集団の場のリズムの凄さであり、小著では、触媒作用の根柢と位置づけました。

原子転換が超高圧、超高温でしか起こり得ないとする現代科学が正当であるならば、生命の存続継承は叶わないだろう。70億人の人々が同じものを食しているだろうか。夫々異なるのに、何故同じような物質で構成されているのだろうか。このような単純な質問にも（『ガン呪縛を解く』現代科学の定説で説明されたものは見当たらない。生物の恒常性維持の信号（振動）という生体の場のリズム作用のお陰以外に、何があるのだろうか。たぶん答えることのできる科学者は皆無ではないでしょうか。

17.（『ガン呪縛を解く』P３４２）千島博士の研究は主に血液や細胞に向けられていたが、千島は、実はさらにミクロな世界にも思いを巡らせていた。それが「気の研究」であり、千島は「気（意識、精神、心）と身体の関係」についても深く思索した。千島は「気」という言葉の中に、分子生物学の世界や、それよりもさらに内奥にある「超エネルギーの場」を直感していたのである。

「気は宇宙に偏在する物質や生命の根源的要素で、これを私は超エネルギーと呼ぶ。現状物理学の物質とエネルギー概念は論理的矛盾を含んでいるので、私は物質とエネルギーを発生論、進化論的に考察し、超エネルギーの凝集↓エネルギー↓素粒子↓原子↓分子と考える。」(血液と健康の知恵)

(P345) 気の問題に入ると、とたんに非科学的なイメージが湧き、どこかうさん臭い世界に連れ込まれたような感じがする方も多いにちがいないが、東洋医学や古代医学ではこの「気血の調和」を健康の根本原則として位置づけてきた。単純化して示せば「気=呼吸法 & エネルギーの流れ」「血=食養法」で、外部から体内にインプットする気と食を、病気療法の根本に据えてきたのである(食の概念には水も含まれる)。しかし、千島学説ではこれにさらに「動」を加えて、「気血動の調和」を健康の根本原則とした。「動」とは流動、脈動、血流、循環などを意味し、体を動かすこと(運動)でそれを促進しなければならないとするのである。

*(中島氏コメント) 気に関しては小著の5章、6章で詳しく述べた。気には宇宙普遍の場のエネルギーと生体が発する意念のエネルギーがあるとした。また生体のエネルギーは宇宙普遍の場のエネルギーを抱くとも述べた。当然ながら太陽や地球の磁殻の中に存在しそのエネルギーも受けている。

すなわち、生命体は電磁気エネルギー、特に磁気の交番的（動的変化、リズム）影響を強く受けるのである。しかも、純水より溶質を含んだ、特に珪酸塩コロイドを含んだ水ほど影響を受け易く持続性があるとした。さらに密閉内の水ほどその反応が大きく現れるとも述べた。すべて実験結果であり、生体は皮膚で覆われた密閉体なので、より大きく気の影響が発現するのです。稲田氏の著書の補完エビデンスとしての役目は十分に果たせるでしょう。

18（『ガン呪縛を解く』P349）ゼロ・ポイント・フィールドとは物と物との間の空間における微小な振動＝エネルギーに満ちた海であり、一つの巨大な量子場と考えられている。

＊（中島氏コメント）ゼロ・ポイント・フィールドとは宇宙普遍の場の一つの呼び方のようだが、真空エネルギー、ダークエネルギー、エーテル、プラーナー、オルゴンエネルギー、タキオン、ゼロ場、さらには、科学ロマンなどと様々あるようです。しかし、今尚未確認物質として扱われています。

小著ではその存在を人の祈り、意念を水ではかり、その影響度を確かめたところ、自然音や音響振動と同一の作用をしていることを発見した。その共通項といえば、宇宙普遍の場しかない。つまり、音波は単純な空気の疎密波ではなく場のエネルギーを取り込んで運ぶ音波であり、人の意念（人の気）は生体波が場のエネルギーを取り込んで運ぶ気のエネルギーである。但し、宇宙普遍の場のエネルギーの存在は確認できたが、その正体の特定には至っていない。また、未知エネルギー研究家の井出氏のマックスウエルやファラデーの電磁気エネルギー以外の第３の電磁気エネルギー実験とその存在結果を紹介した。

19（『ガン呪縛を解く』Ｐ３５７）また、ドイツの物理学者ハーバーと・フローリッヒは、ある種の集合的脈動がタンパク質を互いに協力させＤＮＡや細胞内タンパク質の指令を実行させる担い手であることを示した。

エネルギーが一定の閾値を超えると、分子が調和して振動し始め、やがて高いコヒーレンス水準に達し、分子がコヒーレンス状態に達する。すると、非局在性などの一定の量子力学的な特性を持つようになり、分子が一斉に足並みをそろえるような水準にまで達する（フローリッヒ）

このことは千島が言う「超エネルギーの凝集→エネルギー→素粒子→原子→分子」という流れにおける「分子レベルでのＡＦＤ現象」を表しているのかもしれない。ＡＦＤ現象、つまり成長・発展・進化はコヒーレンスが高い状態で起こるものだからである。

（Ｐ３５８）量子コヒーレンスは原子内粒子の共同歩調能力である、コヒーレンスが高まると音叉が一斉に共鳴し出すような状態が起こる。しかもそれはどんどん周辺に波及して、波動の共鳴は単に原子↓分子↓細胞↓組織↓体全体のコミュニケーションだけでなく、生き物同士や環境とのコミュニケーションにも使われていることがその後の実験研究で分ってきた。

＊（中島氏コメント）　非常に分り易く系統立てて解説されている。情報量の多さが説得力を生み出しているものと感心しました。フローリッヒは、ある種の集合的脈動を根源的エネルギーとしている。やはり集団のリズム同士の共鳴でありシンフォニーであることは、この度の小著の集団リズムと一致している。もちろん寄り集いのＡＤＦ現象の場である。集団のリズムこそ新たな特別変異機能の発揮と紹介した。集団自身の変化が呼び起こすのか、あるいは生体の恒常性が喚起する機能なのかの区別は小生には分らない。

もう一点、宇宙普遍の場のエネルギーが如何様に絡んでいるかは文面からは不透明である。ポップの言う、量子コヒーレンスは原子内粒子の共同歩調能力とは場のエネルギーではないのだろうか。

というのは、小生は集団の場のリズムが共鳴し宇宙普遍の場のエネルギーを抱き顕在化するとしている。つまり、宇宙普遍の場のエネルギーを如何に上手に抱き、共振させ顕在化させるかが、生体の意念であり、気功師などの巧みの技であり、作用だと考えている。

エネルギーのコヒーレンスな状態を仕掛けるのは一体誰なのか、さらに場のエネルギーも絡むのであろうか、はたまた集団の共鳴振動のコヒーレンスな力も見逃せない筈です。興味ある大きな課題と考えています。

20（『ガン呪縛を解く』P３６０）ところで、なぜ水は情報を記憶することができるのか。この問題に意欲的に取り組んだ二人のイタリア人物理学者がいた。（略）プレパラータとジュディスの二人である。二人はその研究で、水分子はレーザーと同じようにコヒーレント・ドメインを形成するとした。すなわち水分子の単一波長は、他の分子の情報をもらい易いということである。このことは量子物理学者堀江邦夫氏も指摘しており、不揃いのエネルギーを組織化してコヒーレントな光にする際に水分子が一定の役割を果たしているという。

＊（中島氏コメント）水分子一個一個がベクトル形成の方角に揃いシンクロナイズするのだろうか。量子場の水のダイナミックなシンクロナイズは容易なことではなく、水の集団としての概念がないまま、理論構成されたものと考えられます。堀江邦夫氏と冶部真理氏の説では顕微鏡観察ではなく推理論だと記憶しています。集団の統計的集合力のベクトルに拠るものではないかと考えます。P３６７の関連記事もあるが、彼らは量子という範囲を何処においてい

るのかは定かではない。水の単分子レベルでは生体電磁気エネルギーの方向性が定まらなく、やはりシュレジンガーが言う「すべての物理法則は統計に基づいている」というのが筋ではないだろうか。すなわち、無秩序が秩序化し顕在化する時間と集合（存在）の大きさが最小の単位を形成する。

小著では実際の水の集団のリズムを計測した水の記憶結果です。ましてや血液、体液ならば溶質や微細蛋白などさらに集団活動しているはずです。やはり此処は集団振動と捉えるのが自然だと思います。

21（『ガン呪縛を解く』P380）ワイル博士は治癒のキーワードに「プラシーボ効果」という言葉を使い（略）

＊（中島氏コメント）この度の小著で気の実験を詳細に述べた。確りと人の意念、祈りが水の集団リズムに影響する事実を明らかにした。精神状態の平穏さも水の秩序で得られる実証病院例も掲げた。さらに、ライナス・ポーリン博士の麻酔と脳内溶液の秩序性の関連についても述べた。気の持ちようが如何に精神状態に影響し、しかもそれが健康な体液状態をもたらすかも実験結果で明らかにしたものです。エビデンスの一つに加えていただければありがたいです。

23（『ガン呪縛を解く』P403）　私たちは、ソマチッドは「エネルギーの具現」であると言う結論に達しました。ソマチッドは生命が最初に分化した具体的な形態であり、動植物の生きた生体に伝達できる遺伝的特質を持っています。ソマチッドは、基本的に電気を帯びています。したがって互いに近づくと、自動的に反発しあいます。ソマチッドは、史上最小の生きた「エネルギーのコンデンサー」と言えるでしょう。

ソマチッドは生命が最初に分化した具体的な形態であり、エネルギーの具現、エネルギーのコンデンサーではないかとするこの言葉は、量子物理学者たちやラズロの世界ともつながってくる。千島もまた「気は超エネルギーであり、それが血に影響を与えている」とした。

＊（中島氏コメント）　特にソマチッドは血液の中に存在し生命活動を行っているとのことであり、それらの前提を踏まえ、上記内容を吟味すれば、ソマチッドが表面陰電荷のすばらしいコロイド物体であることが透かし見えてきます。もし、反対の表面陽電荷ならば、赤血球や血管表面は表面陰電荷状態なので、ソマチッドは全く動きが自在にできなく活動は困難となってしまうからです。

ソマチッドが表面陰電荷であるが故に、血液をさらさらとし、血管内のスケール付着防止にも働き、且つ活性酸素を引き付け活動を抑制し、エネルギー源となる水素原子の安定をも図っているものと推定されます。

この度の小著で珪酸コロイド粒子の表面陰電荷の働きを詳細に述べたが、ソマチッドの、あまりにも極似している状態、並びに働きに驚きと同時にすばらしいその作用効果の実証に、多くを学ぶことができました。

24（『ガン呪縛を解く』P424）ピカートは、「沈黙は人間の根本構造をなすもの」で、「沈黙は一つの存在するもの、一つの生きてはたらいている現実である」という。


沈黙には始めもなければ、また終わりもない。

沈黙は、いわば想像に先だって在った英語不変の存在のようだ。

沈黙は目で見るようなものではない、しかしそれは明瞭に存在している。

沈黙はどのような遠方へでも伸び広がってゆく、しかしそれは常にわれわれの身近にある。

沈黙からは、大きな治癒力と援助の力とが放射している。

それは、もろもろの事物のなかに蔵されている侵すべからざるものを強め搾取と略奪とが諸事物に与えた損害をやわらげる。そして、諸事物を破壊的利用の世界から全て存在へと奪い返すことによって、それらをふたたび完全にするのである。

沈黙のなかには、あの聖なる荒野がある。

沈黙においては、存在と作用とは一体をなし、融合している。沈黙は、そのなかに住むもろもろの事物に、沈黙の有する存在の力を分かち与えるのである。


ピカートの言葉はまさに沈黙の世界から生まれ出た結晶そのもので、それは、宇宙と世界、人生、生命を啓示する深淵なメッセージのようでもあった。

＊（中島氏コメント）　奥の深い、人間味溢れるすばらしい情緒性、哲学的思考力を備えた著者ならではの言葉かと拝察します。千島学説に惚れぬいた男の生き様を感じます。

あとがき

ガンを治すには、どうしたらよいのか。この命題の解決は、あるのだろうか。どうやら現代ガン医療社会、とりわけ「抗ガン剤ムラ社会」には明快な答えはないにちがいない。誰もが、「主治医」の勧めるガン治療を信じたいものであるが、実際には、良い結果が出ているとは言いがたいのが現状である。

抗ガン剤が「発ガン物質」であることは、否定できず、この毒を以て毒を制すというばかりでは、生命体の方が、先にだめになってしまう可能性が高いのではないだろうか。

ならば、なぜ誤ったがん治療がまかり通っているのか。当の医者自体が、抗ガン剤治療に疑問を投げかけている。そもそも、抗ガン剤は、縮小効果はあっても、延命効果がないということに気づいている医師もいることだろう。

夫、稲田芳弘は『ガン呪縛を解く』の執筆で、その自然治癒力などを基本とする医療観を介在にして、少なからぬ医師たちと知り合う好機を得た。

臨床現場で実際に代替医療を取り入れている方も多い。その中には、ガストン・ネサーンをともに訪ねた外科医の萩原優医師もいる。同じく外科医の酒向猛医師は、千島学説研究者の第一人者でもあり、代替医療にも熱心な取り組みをされている。また、「酵素療法」で多くの臨床体験のある鶴見隆史医師とは、『癌では死なない』（ワニブックス刊）を松野哲也氏（元コロンビア大学教授）も加わって、共に著した。

ラジオカロスサッポロの生みの親である外科医の後藤壮一郎医師も、千島学説的治療に理解を示され、診療の参考にされている。夫は、この後藤医師を顧問にガン患者に情報を提供するボランティア「じあいネット」を立ち上げている。

抗ガン剤医療よりも、自然治癒力という生命の原点に回帰するのは、外科医が多いというわけではないが、これは、臨床現場から手術、抗ガン剤、放射線治療などによるガン臨床医療に疑問を呈している証拠のように思われる。

西洋医療絶対主義を疑問視する医師は、まだこのほかにも多々知り合っており、看護師の中にも、同様な考え方をする方がいるのも、実感として感じられるのである。そうした医師も看護師も、表になかなか現れることがないが、潜在的には、思いのほか増えているような気がする。

夫がわが家で介護生活をしていた最期の日々、ある一人の看護師が「弟子入り」していた若石健康法（鈴足法）の鈴木弘勝院長の紹介で何度か夫を訪ねてきたときに、その看護師が自然療法に深く傾倒していることに深く驚かされたものである。「とにかく会っておくといいよ」そう鈴木氏から言われて、来られたのだという。

この方の後には、札幌で代替医療で開業したという医師から夫に会いたいという打診があるという話を鈴木氏から聞かされていたが、夫の容態も待っていてくれず、ついに叶うことがなかった。もしも、出会っていたら、別の展開が起きていたのだろうか…。

夫が提起した問題は、医療関係者にもそれなりに受け入れられ、共感という反響も得ている。それなのに、どういうわけなのか、病院システムが支配的になるとき、すべては何も変わらず、大きな矛盾を繰り広げる。

「抗ガン剤ムラ社会」の掟は、それほどきつく、しかも、暗黙のうちに、人々を縛り付けている。病院は、その象徴であり、だれもが逆らえないような「空気呪縛」に満ちているようだ。だから、その掟に従わなければ、「診療拒否」に代表される「ムラ八分」という行為に出ることも珍しくない。夫は、そうした「空気呪縛」のなか、自らのガンと闘わず、千島学説の地図とともに、その荒野に出で立った。抗ガン剤を始めとするガンの三大療法を拒否しながらも、ガンと共生し、「非戦」のスピリットを貫きつつも、生物学、医学の基礎理論が間違っているとして、誤ったガン医療の呪縛を、そしてその解放を語り続けたのである。

それにしても、夫が通過しなければならなかった「最期の門」は、あまりに狭きものであっただろう。しかし、そこで、夫は、その精神をその「狭き門」から実に軽やかに解き放ったのである。私は、その夫が体験した「隠された真実」をいま、ここに語らねばならない。

夫の「沈黙」のかなたにあるものを私は語らなければならない。全身全霊で家族を守りながら、「抗ガン剤ムラ」に象徴される「現代医療ムラ社会」に光る一石を投じた夫のためにも、ガン医療を含めて医療や介護全体が、ホリスティックで生命力のあふれる世界観に満たされるように願いながら…。

天の夫とともに…「がん呪縛を解く」

稲田陽子

参考文献

『ガン呪縛を解く～千島学説的パワー』（稲田芳弘著　Ｅｃｏ・クリエイティブ刊）
『ソマチッドと714Xの真実～ガストン・ネサーンを訪ねて』（稲田芳弘著　Ｅｃｏ・クリエイティブ刊）
『癌では死なない～余命宣告をくつがえした医師たちの提言』（稲田芳弘、鶴見隆史、松野哲也著　ワニブックス刊）
『カタカムナへの道～潜象物理入門』（関川二郎著 稲田芳弘編　Ｅｃｏ・クリエイティブ刊）
『水と珪素の集団リズム力～驚異！水の生命場を発見』（中島敏樹著　Ｅｃｏ・クリエイティブ刊）
『現代医療を超えて～プロポリスと心と身体』（松野哲也著　中央アート出版社刊）
『がんは誰が治すのか－治癒のしくみと脳のはたがき』（松野哲也著　晶文社刊）
『思考のすごい力～心はいかにして細胞をコントロールするか』（ブルース・リプトン著　ＰＨＰ研究所）
『私はがんで死にたい』（小野寺時夫著　メディカルトリビューン刊）
『大往生したけりゃ医療とかかわるな』（中村仁一著　幻冬社刊）
『痛みゼロのガン治療』（向山雅人著　文春新書）
『隠された造血の秘密～腸管造血説と幻の造血幹細胞』（酒向猛著　Ｅｃｏ・クリエイティブ刊）
『癌を克服するために』（酒向猛著　私家版）
『患者よ、がんと闘うな』（近藤誠著　文藝春秋刊）
『抗ガン剤は効かない』（近藤誠著　文藝春秋刊）
『抗ガン剤は転移促進剤』（臼田篤伸著　農文協刊）
『ためらいの医療倫理～命の価値は等しいか？』（岩田健太郎著　技術評論社刊）
『アースダンス』（エリザベス・サトリス著　バベルプレス刊）
『宇宙生命三都物語』（高尾征治著　Ｅｃｏ・クリエイティブ刊）
『抗ガン剤の悪夢－ガンは治せず、延命せず』（船瀬俊介著　花伝社刊）

『抗がん剤で殺される―抗ガン剤の闇を打つ』（船瀬俊介著　花伝社刊）
『千島学説全集』（千島喜久男著　地湧社刊）
『血液と健康の知恵』（千島喜久男著　地湧社刊）
『家庭でできる自然療法』（東城百合子著　あなたと健康社）
『ガン療法　ガンとの共存と自然治癒への道』（加藤清　地湧社）
『よみがえる千島学説』（枠山紀一著　なずなワールド刊）
『千島学説入門』（枠山紀一著　地湧社刊）
『がんの催眠療法―医療現場におけるスピリチュアルケア』（萩原優著　太陽出版刊）
『医師が行なうガンの催眠療法ＣＤブック』（萩原優　マキノ出版刊）
『医術のオルガノン』（ハーネマン著　ホメオパシー出版刊）
『スピリット・オブ・ホメオパシック・レメディー』（Ｄ・グランジョージ著　ホメオパシー出版刊）
『癒しのホメオパシー』（渡辺順二著　地湧社刊）
『完全なる治癒』（クリストファー・バード著　徳間書店）
『人は死なない―ある臨床医に寄る摂理と霊性をめぐる思索』（矢作直樹著　バジリコ刊）
『死ぬ瞬間―死とその過程について』（エリザベス・キューブラー・ロス著　中央公論新社刊）
『あなたは死なない―魂の科学が人生を変える』（イワン・カリー著　ｐｈｐ研究所刊）
『前世療法―米国精神科医が体験した輪廻転生の神秘』（ブライアン・ワイス著　ｐｈｐ研究所刊）
『ガンが消えた―ある自然治癒の記録』（寺山心一翁著　日本教文社刊）
『サトル・ボディのユング心理学』（老松克博著　トランスビュー刊）
『ユングの生涯』（河合隼雄著　第三文明社刊）
『神曲』（ダンテ著　集英社文庫）
『凝視と夢想―ワーズワース論』（岡三郎著　国文社刊）

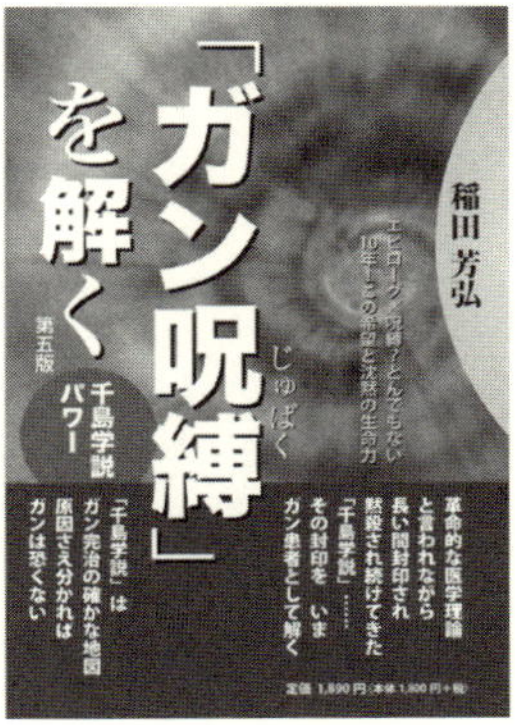

稲田芳弘のプロフィール

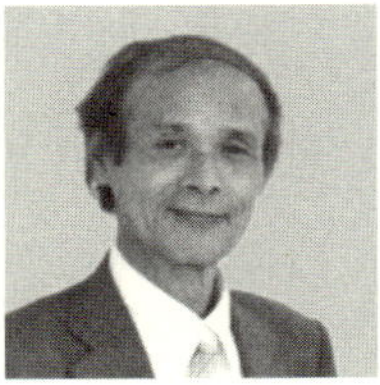

新潟県長岡市出身。ジャーナリスト (~2011 年)。大学在学中からライター活動 を始め、環境、農業、食をテーマにヨーロッパ、アフリカなど世界各地を歩く。そ の後札幌に移り住んで会社を設立し、各種企画、編集、制作などを手がける。主な 著書・共著に『ガン呪縛を解く』『ソマチッドと714Xの真実』『癌では死なない』『VDI 革命』『Y2K 最新最終事情』『Y2K サバイバルシフト』『オンリーワン』な どがある。「千島学説」復権の火付け役とも言える『ガン呪縛を解く』をネット上で連載して、話題を呼び、その後、出版された 2006 年にガン患者をサポートするガン情報センター「じあいネット」を設立。ガ ンとともに共生しながら、多数の講演や執筆活動を行なうかたわら､人気ラジオ番 組『ガン呪縛を解く時間』(ラジオカロスサッポロ及びじあいネット HP でライブ放 送) で自らパーソナリティを努める。

http//www.creative.co.jp

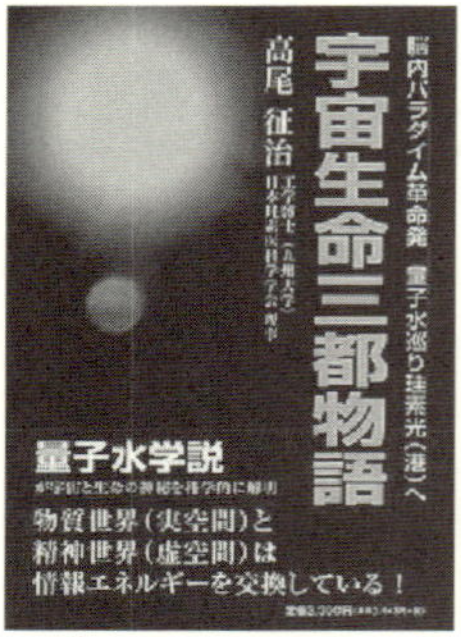

宇宙生命三都物語
脳内パラダイム革命発
量子水巡り珪素光（港）へ
著者：高尾征治
定価 3,143円

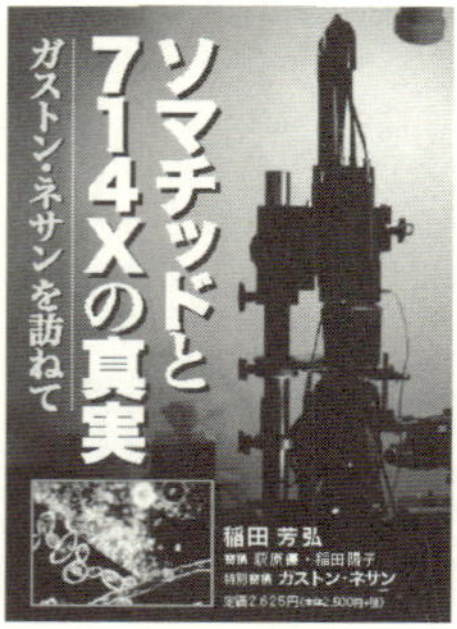

ソマチッドと714Xの真実
ガストン・ネサーンを訪ねて
著者：稲田芳弘
B6版４４５ページ
定価 2,625円

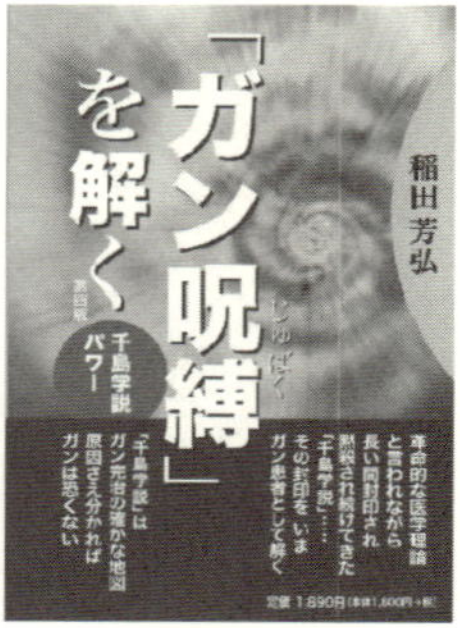

「ガン呪縛」を解く
千島学説パワー
著者：稲田芳弘
B6版４７３ページ
定価 1,890円

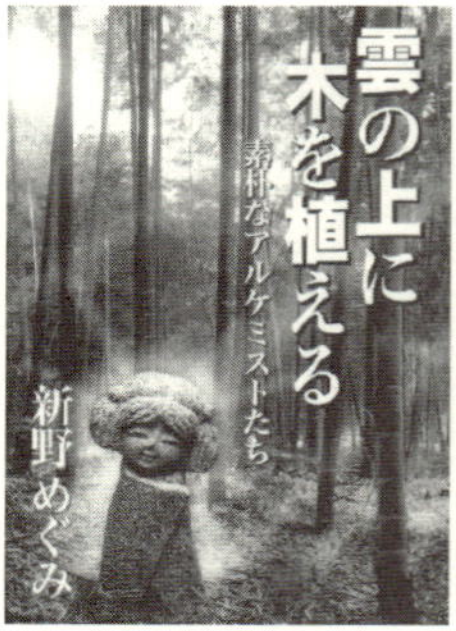

雲の上に木を植える
素朴なアルケミストたち
ぶん：新野 めぐみ
え ：なかはらかぜ
B6版３７２ページ
定価 1,800円

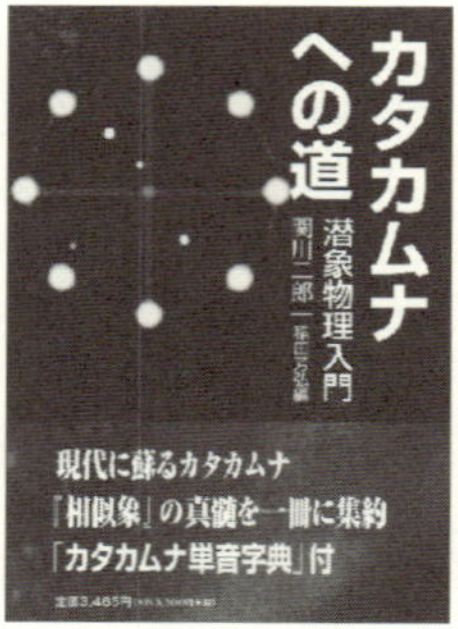

カタカムナへの道
潜象物理入門
Ａ５版３６０ページ
著者：関川二郎
編著：稲田芳弘
定価 3,465円

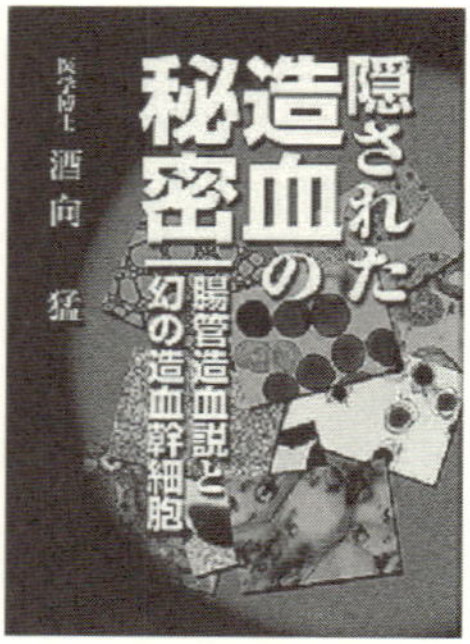

隠された造血の秘密
腸管造血説と幻の造血幹
細胞
著者：酒向 猛
書籍版３３６ページ
定価 1,890円

Eco・クリエイティブの出版物

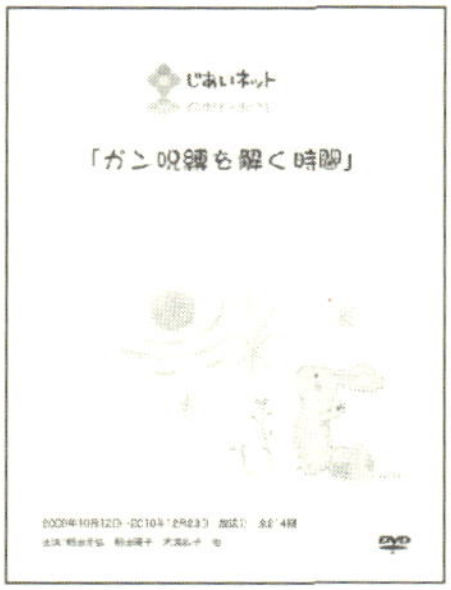

DVD
オーディオブック
ラジオ放送「ガン呪縛を解く時間」
2006年10月12日 から
2010年12月23日までの
２１６回分をMP3形式で収録
定価　3,800円

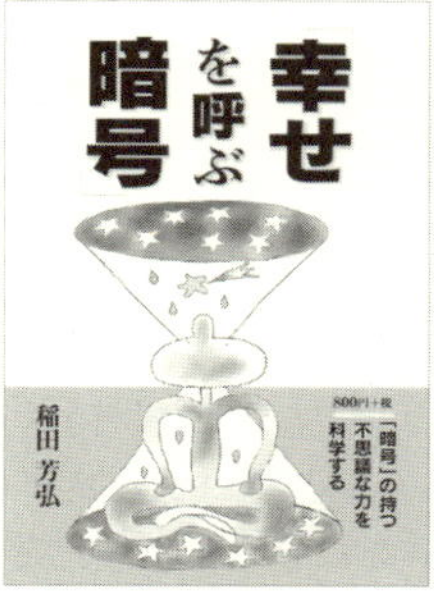

幸せを呼ぶ暗号
B6版　１０２ページ
著　者：稲田芳弘
定価　840円

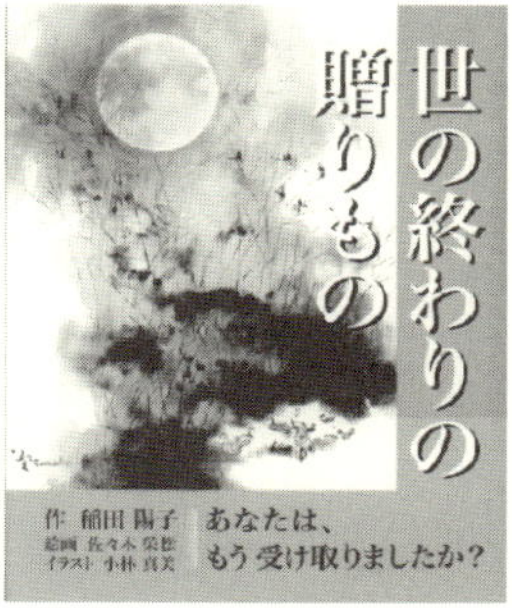

世の終わりの贈りもの
A5変形　２００ページ
著　者：稲田陽子
絵　画：佐々木榮松
イラスト：小林真美
定価　1,260円

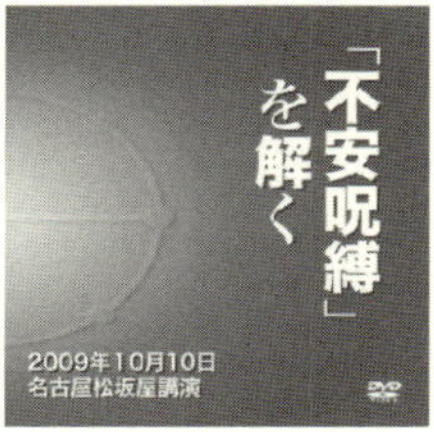

DVD不安呪縛を解く
2009-10-10
稲田芳弘講演
１４６分
定価　2,500円

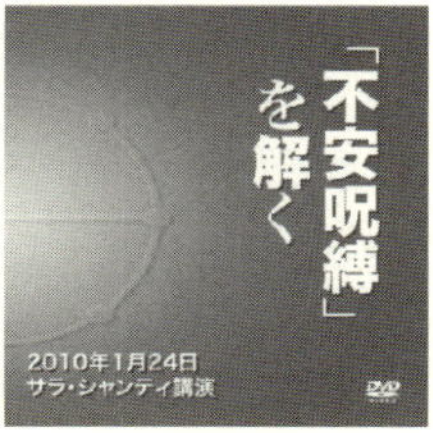

DVD不安呪縛を解く
2010-01-24
稲田芳弘講演
２５４分
定価　2,500円

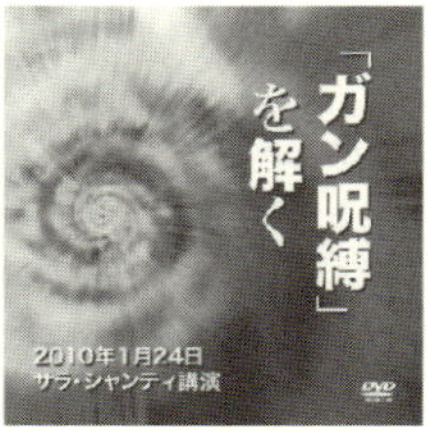

DVDガン呪縛を解く
2010-01-24
稲田芳弘講演
２２２分
定価　2,500円

お申し込み、お問い合わせ先
株式会社 Eco・クリエィティブ
〒063-0034 札幌市西区西野４条10丁目10-10
Tel.&Fax 011-671-7880
http://books.creative.co.jp/　　books@creative.co.jp

プロフィール

稲田陽子

青山学院大学文学部英米文学科卒業。ジャーナリスト。コピーライターを経て、編集執筆活動を行い、1999年に環境情報オピニオン紙「エコろじー」を夫の稲田芳弘（ジャーナリスト）とともに発行、編集人＆ジャーナリストとして活動。現在は、執筆をはじめ編集企画出版を行なっている。稲田芳弘がパーソナリティーを務めていたラジオライブ・じあいネットが提供する「ガン呪縛を解く時間」を引き継ぎ、「稲田芳弘の『呪縛を解く時間』～ガン呪縛を解くそして不安呪縛を解く」パーソナリティ。出版社であるEco・クリエイティブ代表。ガン情報センター・じあいネット代表。主な著書に『世の終わりの贈りもの』がある。

http://creative.co.jp/

荒野のジャーナリスト 稲田芳弘
～愛と共有の「ガン呪縛を解く」

2017年11月11日　初版発行

著　者　稲田 陽子
発行人　稲田 陽子
発行所　Eco・クリエイティブ
〒063-0034 札幌市西区西野4条10丁目10-10 番10号
Tel & Fax　011-671-7880
http://www.creative.co.jp,

ISBN978-4-9909592-5-8